しあわせなお産にオキシトシン

バースハーモニー
美しが丘助産院院長
齊藤　純子

笑がお書房

はじめに

皆さんは、人生を振り返って、あるいはこれから先のことを考えて、どんな自分でありたいと思いますか？

夢に向かって頑張っている人も、まだ見つからない人も、未来への期待と、ちょっぴりの不安を感じているかもしれませんね。それは、若い世代も、人生の経験を重ねてきた世代も、誰もが抱く普遍的な感情かもしれません。

私は助産師として40年、たくさんの命の誕生を見守ってきました。その中で、最近、出産を取り巻く状況が大きく変わってきたことを強く感じています。

晩婚化や晩産化が進み、女性の社会進出が進むにつれて、出産に対する考え方もずいぶん変わってきました。病院で無痛分娩を選ぶ人が増える一方で、「自然なお産」を望む人が少なくなっているという現状もあります。そもそも、結婚や出産という選択肢を選ばない人も増えていて、少子化は深刻な社会問題となっています。

こうした変化の中で、私が改めて気づいたのは、人生をより良く生きるためのヒントは、「生まれる前」から始まっているということ。

この本では、皆さんが今からできる「体づくり」についてお話しします。

「体づくり」と聞くと、運動や食事を思い浮かべるかもしれません。もちろん、それも大切。でも、この本で伝えたいのは、もっと広い意味での「体づくり」です。

それは、心と体、そして生き方全体を整えること。

なぜ「体づくり」が大切なのでしょう?

それは、健康な心と体は、未来の可能性を大きく広げるからです。夢を追いかけるためのエネルギー、大切な人と出会うための魅力、困難を乗り越えるための力。

そのすべては、健康な心と体から生まれます。

そして、将来、もし子供を持ちたいと思った時、健康な体は、妊娠・出産というかけがえのない経験を、より豊かなものにしてくれます。

この本では、科学的な根拠に基づいた情報はもちろん、私が助産師として経験してきたたくさんの事例も交えながら、具体的な方法を紹介していきます。

難しく考える必要はありません。まずは知ること、そしてできることから少しずつ始めてみましょう。小さな一歩が、未来のあなたを大きく変える力になるはずです。

この本が、皆さんの未来を輝かせるための一助となれば嬉しいです。

これからの世界を作っていくのは皆さんです。人類の命を繋ぐために、ぜひ耳を傾けていただけたら嬉しいです。

２０２５年１月

齊藤 純子

INDEX

Chapter 1

お産とオキシトシンの関係

1 ✴ 性教育とお産

少年・少女が男性・女性へと成長する多感な時期に、先を歩く大人として伝えたいことがあります。

まず第一に、**自分自身と自分の体を大切にして欲しい**ということ。第二に、**健康に気をつけて欲しい**。そして第三に、**大好きな人と結ばれるという願いを大切にして欲しい**ということです。さらに、望む妊娠を経験し、**望むお産を選び、望む子育てを通じて人類の存続に貢献して欲しい**と思います。

性教育の授業がどのように進められているかは、各学校によって異なると思いますが、一般的には避妊、つまり「望まない妊娠を避ける」ことが主要なテーマとして扱われることが多いのではないでしょうか。しかし、私の個人的な見解では、社会に出て直面するけれど、学校で習ってなくて戸惑うことのトップ1は「お産」ではないかと思っています。

以前、若いご夫婦が初めての妊娠にもかかわらず、〝自宅出産〟という究極の選択を希望されました。理由を尋ねたところ、ご主人が高校生の時に保健体育の授業で自宅出産のビデオを見た経験があり、自然に自宅出産を選んだと話されました。

高校生時代からお産について学ぶ機会を持つことや、正しい知識と体づくりについて学び、実践することは、将来のためにとても役立つ「生きる知恵」になることでしょう。

望む妊娠をするためには、体づくりが大切です。体は「食べ物のお化け」とも言われるように、食べたもので作られます。**一番大切なのは、体に悪いものを入れないこと**です。特に化学物質が体に入ると、健康被害が大きくなります。**体に悪いものが入る経路は3つ**あります。

一つは口からの**経口吸収**で、**飲食物に含まれる食品添加物や農薬、放射性物質、薬、精白された食品**などです。

もう一つは呼吸からの**経気道吸収**で、**洗剤や柔軟剤などに入っている化学的な香料や新建材などに使用される揮発性の化学薬品、排気ガス、タバコ、ダイオキシン、農薬、スプレー類など**です。

さらにもう一つは皮膚からの経皮吸収で、洗剤やシャンプー、リンス、ボディソープ、ハンドソープ、制汗剤、化粧品などの日用品に含まれる界面活性剤、乳化剤、防腐剤、保湿剤、着色料などです。

経口吸収が1週間で90％排泄されるのに対して、経気道吸収や経皮吸収は、直接血液中に入り約10％しか排泄されません。そして、**皮膚、血液、脂肪、臓器などに数十年にわたって蓄積されていく**ものもあります。**母乳からも濃縮された化学物質が世代を超えて赤ちゃんに移行する**ため、これは大変な問題です。

化学物質を含まない自然な食品を摂りましょう。日本古来の伝統食は、体作りにとても有効です。次の章でもふれていますが、食べ物は出産にも影響を及ぼします。これは後述します。例えば、甘**いものを好んで多く食べる人ほど出産時に痛さを感じます。**

次に**望むお産**について考えてみましょう。お産には、自然なお産と医療介入によるお産があります。持病がある場合は医療介入により安全にお産をする必要がありますが、そうでない場合は自然なお産を選ぶことができます。

自然なお産では、分娩台ではなくフリースタイルで産む方法が広く知られてきました。フリースタイル出産では、自分の力で産むという意識がより強く感じられ、子育てにも前向きな影響を与えてくれます。

赤ちゃんがお腹にいる間は、栄養と酸素のすべてをへその緒を通して母親からもらっています。赤ちゃんは生まれてすぐに産声を上げますが、へその緒は、しばらくの間どくどく拍動しており、栄養と酸素をさらに送り続けています。

拍動が止まるまでの時間は個人差があって、早ければ5分程度、長いと3時間以上かかることもあります。**拍動が止まるのを待ってへその緒を切る**ことは、生理学的で自然です。

産後は、「太って体のラインが崩れる」「母乳を飲ませるとバストの形が悪くなる」といった、女性として残念なイメージを持っていませんか？

それは間違いです。お産をすると骨盤が緩むため、何も考えずに産後を過ごすとそのリスクは高まりますが、自然の仕組みを知ってきちんと対策することで、**産む前よりもむしろ美しくなるチャンス**なのです。

昔から日本では、産後の肥立ちを良くするために、ひと月ほど家事などせず、ゆっくり安静にして過ごしました。消化の良い栄養のある玄米粥を食べ、母乳をしっかり飲ませることで、産後の回復も良くなります。

昔の人の知恵から学ぶことはたくさんあります。**自然なお産をし、自然な**

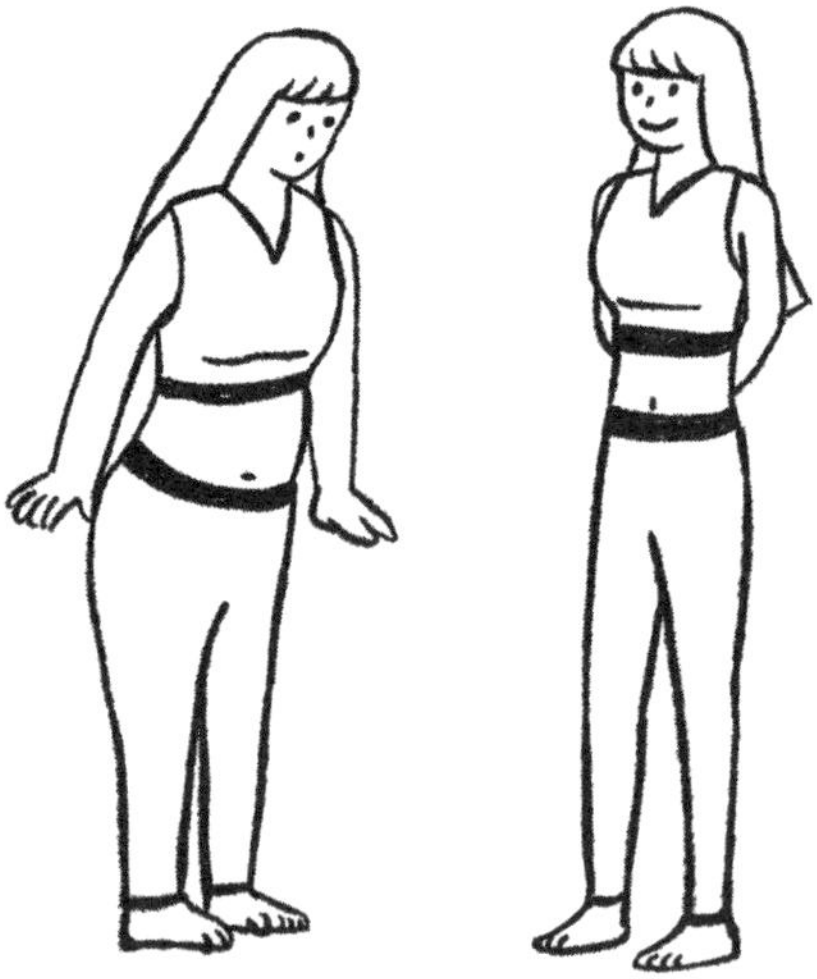

産後はむしろ美しくなるチャンス

産後を丁寧に過ごすことで、子育ても楽しく、望む子育てをすることに繋がるでしょう。

ぜひ詳しく学んでいただきたいと願います。

2＊自然のお産は美しい

トツキトオカ（十月十日）命が満ちて、いざ生まれる時が来ると、赤ちゃんは頭から産道を進みます。頭の直径は約10センチ。

子宮の収縮（陣痛）により、子宮口、膣、会陰、と順番に産道を伸ばし、同時に骨盤も緩んで広がり、骨盤の形に合わせて赤ちゃんが頭を回旋しながら降りてきます。

自然なお産は、とても美しいものです。産道も自然に広がり、傷もなく、出血も

なく、産後の母体は元通り、いえ、産む前よりも美しくなります。まさに神様の芸術と言っても過言ではありません。私は、赤ちゃんを産むたびに心身ともに健康で美しくなっていくママたちをたくさん見てきました。

陣痛があまり痛くなかったという声も聞きます。私自身は痛みを感じましたが、痛いだけではなく、**とてもしあわせで、気持ちよかった**。そんなお産もあるのです。そのことをまず知ってほしい。

しあわせなお産の後の子育ては、楽しくて、嬉しくて、子供が心から愛おしくなる。そして、**また赤ちゃんを授かりたいと思ってしまう**。

実際助産院で出産される方には、3人、4人、5人、6人、7人と多くの子供を持つ方が多いです。こんなママが増えれば少子化問題も一気に解決に向かうのではないでしょうか。

お産は、よく山登りに例えられます。山の自然は美しくもあり、また脅威でもあります。山に登るとき、十分な知識と準備、適切な装備があれば、判断もでき、危険も回避できます。

無事に登頂したときの感動と達成感はひとしおです。お産も同じです。その時になってみないと何が起こるかわからないという不安と恐怖もありますが、**十分な知識と準備と備えがあれば危険も回避できる可能性が高まり、母子ともに無事に自然お産が出来たときの感動と喜びは何にも代えがたいものとなるでしょう。**

命の誕生は喜びに満ちています。そして、妊娠出産により女性が母性を開花させます。心も身体も整った母は、芯に強く美しいのです。そんな自然の計らいを、ぜひ皆さんも享受して欲しいと願います。

3 ✴ 〝お産は痛い？〟とオキシトシン

お産の痛みと糖分

皆さんは「お産」に対して、どんなイメージを持っていますか？　鼻からスイカ？　痛い、辛い、苦しい、大変そう！　今の時代、様々な情報がテレビやインターネット上に溢れていますが、お産に関しては、そんなイメージが定着しているのではないでしょうか？　しかし、痛みをそれほど感じないお産があるのも事実なのです。

昭和の時代、精神予防性無痛分娩という謳い文句で**ラマーズ法**という呼吸法が一世を風靡しました。

私も若い頃、ずっとその方法を指導し、実際に自身もお産のときに試みましたが、想像以上に痛かったので、思う通りにはできなかった記憶があります。やはり痛いものは痛かった。

また、**ソフロロジー分娩**を取り入れる産院もあり、最近では**ヒプノバーシング**という方法が出てきて、イギリスの王室でも取り入れられたことで有名になり、それらを学んで来る方もいらっしゃいます。

でも多くの人は、実際お産の場面になると、やっぱり痛いと言われる。でも、**「痛い！」と言える人は、実は安産だったりする**わけなのです。それは、**痛みが道しるべになってくれている**からです。痛みがないと、赤ちゃんが降りてくる感じも、息むタイミングもわからなくなってしまいます。

ただ、痛みの感じ方は人それぞれ個人差があります。**痛みは、甘いものとの関係が深く、お砂糖類の入ったものや甘い果物などをたくさん取っているとそれだけで痛みの感受性が上がります。**

糖分を過剰に摂取していると、出血も多くなり、痛みも強く感じるようになるため、お産には大敵です。なので、**全くそれらを取っていない人は、陣痛が思ったほど痛くなかったという方も多い**のです。

そして時代は移り変わり、最新の医療では、本物の麻酔薬を使って痛みを取る「**無痛分娩」と命名された麻酔分娩**が誰でも選べるメニューとして登場しました。うまく麻酔が入ると、痛みもなく楽に産めます。

しかも、人工的に陣痛を起こす事で、計画的に出産できるのです。これなら予定も立つし痛みもない、まるで夢のようなお産に聞こえます。

家から近く、無痛分娩を謳っている産院は人気です。初期のうちに分娩予約で埋まってしまいます。何も考えず、急いで予約して一安心。

産む場所さえ決まれば、後はお医者さんに任せておけば何があっても安心だし、何があってもなんとかしてもらえる、と思っている人が殆どです。

今や4人中3人が無痛分娩を選ぶ時代になっているのです。

人類の進化という視点で見たとき、果たして、この選択が正しいか否か、一旦立

ち止まって考える必要があるのではないでしょうか？

人類は、お産の痛みからいかに開放されるかというテーマに常に向き合ってきました。正解は一つではないし、何が一番いいのか、人によっても違っているでしょう。でも、**安易に麻酔分娩を選ぶ前に、お産のことを勉強しませんか？　お産の痛みの正体を知って、痛みと向き合ってみませんか？**

「自然」はため息が出るほど完璧に出来ているのですから。

無痛分娩と問題点

計画無痛分娩は、出産日を決めて、前日から入院して、子宮口を広げるための処置（子宮の中にバルーンを入れる）をして、翌日に人工的なホルモン剤（オキシトシン製剤）を点滴して陣痛を誘発します。タイミングを見て、腰椎《ようつい》の椎骨間（硬膜外）に針を刺して麻酔薬を入れて、下半身の感覚を無くします。

尿意がわからなくなるので、尿道からカテーテルを膀胱に入れて、排尿させます。

陣痛の痛みがわからないので、息むタイミングが難しく、最後には吸引分娩や鉗子分娩という更なる医療介入が必要になってくるケースが多くなります。

その際は、会《え》陰切開《いんせっかい》がおこなわれます。傷は産後に縫合されますが、麻酔が切れた後は、局所の痛みが続きます。

無痛分娩を選んだ人の中には、麻酔薬の副作用で気分が悪くなり、吐き気と嘔吐が産後も続いて苦しかった、とか、点滴で痛い思いだけして本陣痛にならず、結局予定していた日に生まれず、何度も麻酔の針を刺すことになったとか、赤ちゃんの心音が下がってしまい、大変な思いをしたなど、医療に頼りすぎた結果、さらなる医療介入がなされることになり、結果辛い思いをしたという話も聞きます。

産後には、痛み止めや抗生剤、子宮収縮剤が投与されますが、傷が治るまでは、座ることも歩くことも辛く、授乳や赤ちゃんのお世話をするときも痛みを我慢しなければなりません。

また、赤ちゃんは、夜も起きて泣くので、あやしたり、授乳したり、おむつを替えたり、と常に睡眠不足になります。一般的に産後は高カロリーで豪華な食事が提供されますが、乳腺炎になったり、傷の治りも悪くなったり、産むよりも痛い思いをしている人がたくさんいます。

また、切開された会陰は、次の出産の際にかなりの確率で離開を起こします。

このように、計画無痛分娩で起こっている現場の状況をいろいろ挙げてみましたが、**何より一番の問題点は、オキシトシンを自分で出せないこと、**これにつきます。

愛情ホルモン「オキシトシン」

お産における重要なキーワードはオキシトシンです。これは陣痛を引き起こす自然なホルモンであり、陣痛を誘発するための点滴もこのホルモンを人工的に作り出したものです。

オキシトシンは愛情ホルモンとしても知られ、絆を深めるホルモンです。自然な**お産では、体内で十分な量が分泌されます。**

お産の際には、妊娠を維持するために分泌されていたプロゲステロンが減少しエストロゲンの分泌が多くなり、子宮口を柔らかくし、オキシトシンに反応しやすくします。**自然なお産では、オキシトシンは通常の数十倍ともいわれる量が分泌されます。産後は、プロゲステロンとエストロゲンは急激に減少しますが、その代わりにオキシトシンが授乳の度に分泌され、子宮や骨盤を収縮させ、修復を促し、同時に愛情を深める幸せな状態を作り出します。**

しかし、人工的なオキシトシンを使って分娩を誘発すると、自分の力でオキシトシンを出すことができません。

また自然分娩を希望しているにもかかわらず自分で十分な量のオキシトシンを出せない人も、実は増えていて、その場合も、人工的なオキシトシンを使って分娩を促進します。

孤立した状態、波風を立てないことを良しとする風潮、腹が立っても黙り込んで我慢する、気持ちを閉ざして頑なになる、仕事に追われて自己犠牲的な生活になっている、といった状況は、オキシトシンの分泌を阻害します。こうした状態で予定日を超過すると、自然分娩を希望していても、誘発分娩を余儀なくされてしまいます。そうすると、計画無痛分娩でなくても、オキシトシンを自力で分泌できないまま、産後に突入することになるのです。

お産のときに、オキシトシンが出せないままで、産後を迎えたとしたら、産後のママはどうなってしまうのでしょう。

オキシトシンなしで子育てをするのは無理難題

子育ては多くの困難を伴います。自分の思い通りにならないことに日々直面し、睡眠不足にも悩まされます。しかし、**オキシトシンが分泌されていると、幸せを感じられ、疲れが和らぎます**。**オキシトシンなしで子育てをするのは、非常に困難**です。

核家族化が進む中、孤立した生活を続けると、オキシトシンが不足し母乳の分泌も減り、ストレスにより疲労が溜まり、**心身ともに疲弊《ひへい》**してしまいます。

社会的にも政治的にも孤立しやすい環境が、子育ての辛さを増しています。実際に、**産後うつや自殺が増加**しているのが現状です。そして、**少子化が進み、赤ちゃんが生まれなくなっています**。また、**赤ちゃんが欲しくても授かれない人も増えています**。

オキシトシンの分泌を促す方法

オキシトシンは、「幸せホルモン」として知られており、心地よい気分や親密さを促進する重要な役割を果たしています。通常は自然なお産や授乳の際に多く分泌されますが、**日常生活の中でも様々な方法でオキシトシンの分泌を促すことが可能です**。ここでは、その具体的な方法についてご紹介します。

まず、オキシトシンの分泌には**身体的な触れ合い**が有効です。例えば、ハグやキスといった行為は、相手との絆を深め、オキシトシンの分泌を促します。

また、**マッサージ**も同様の効果があり、リラックス効果とともにオキシトシンの分泌を促進します。**リラックスした状態を保つ**ことも大切であり、瞑想やヨガ、深呼吸といったリラクゼーションがストレスを軽減し、オキシトシンの分泌を助けます。

運動もまた、オキシトシンの分泌を促進する一つの方法です。ウォーキングや軽いジョギングなどの適度な運動は、心身の健康を維持し、気分を向上させるとともにオキシトシンの生成をサポートします。

さらに、**ポジティブな人間関係**もオキシトシン分泌に重要な役割を果たします。親しい友人や家族との交流や、楽しい時間を過ごすことが心地よい気持ちをもたらし、オキシトシンの分泌を促進し

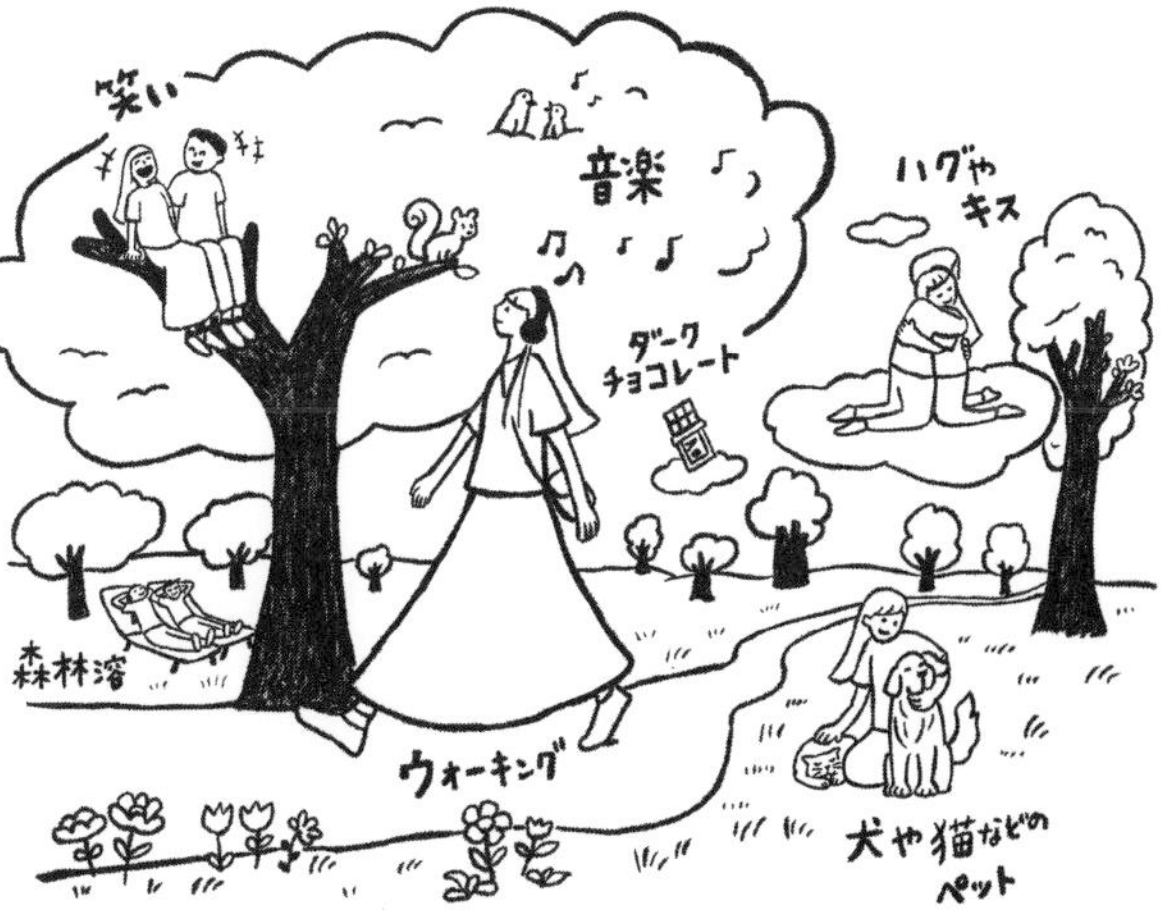
笑い
音楽
ハグやキス
ダークチョコレート
森林浴
ウォーキング
犬や猫などのペット

オキシトシンの分泌を促す方法はいっぱい！

ます。

ペットとのふれあいも同様に効果的で、動物との時間は癒しを与えてくれます。

音楽やアートに触れることも、オキシトシンの分泌を助ける手段として有効です。好きな音楽を聴いたり、楽器を演奏したり、絵を描くなどのアート活動は、クリエイティブな表現を通じて心を豊かにし、オキシトシンの分泌を促します。

また、**バランスの取れた食事を摂る**ことも重要です。特にダークチョコレートにはオキシトシンの分泌を助ける成分が含まれており、適度な摂取が推奨されます。(糖分の過剰摂取は要注意)

笑いもオキシトシンの分泌を促進する重要な要素です。笑うことでストレスが軽減され、心地よい気分が増し、オキシトシンの分泌が促されます。面白い映画やコメディを観ることがその一助となります。

また、**自然の中で過ごす時間**もオキシトシンの分泌を助けます。森林浴やビーチでリラックスすることで、自然の癒しの力が心を落ち着かせ、オキシトシンの分泌を促進します。

セルフケアも重要で、自分自身を大切にすることでオキシトシンの分泌を促進することができます。例えば、バスソルトを使った入浴などのリラクゼーションは、身体と心のケアに役立ちます。

最後に、**感謝の気持ちを持つ**こともオキシトシンの分泌に寄与します。感謝の日記をつけるなど、日常の中で感謝の気持ちを意識的に表現することで、幸福感が増し、オキシトシンの分泌が促進されます。

これらの方法を日常生活に取り入れることで、オキシトシンの分泌を自然に増やし、健康や幸福感の向上を図ることができます。自分自身のケアと周りの人との関係を大切にし、豊かな日常生活を送りましょう。

Chapter 2

大変な時代になってきた

1 ✳ お産の現状（病院と助産院）

助産師は自然なお産の専門家です。開業権があり、自然なお産に関しては助産師の責任で対応することが法律的に許されています。

一方で、異常なお産に関しては、医師の管理と指示のもとに対応することが義務付けられています。

近年、医療技術の進歩は目覚ましく、医療機器も進化し、母子の命を安全に守り、「命を産ませる」ための数々の工夫がなされ、昔なら助からなかった命までも助けられる時代になってきました。

ただ、**どんなに医療が進歩しても命に対して100％完璧に安全にコントロールできるかというと、そうはいかない**のです。

お産は古来より命がけであり、母子2人の命がかかっています。思いがけない危険な事態が起こってしまうこともあります。そのため、**妊娠中の母体の健康管理がとても重要です。**

心・身体・衣・食・住・生活・環境の全てが影響してきます。「命が安全に生まれる」ためにはどうすればいいのか、私自身、試行錯誤の連続でした。単に助産の技術を向上させるための知識を得るだけではなく、妊娠中からの身体づくり・心づくりがいかに大切か、身をもって学び、体験し、それをベースに、たくさんの方々の指導と実践に尽力してきました。

しかしもっと大切なことは、妊娠前からの健康管理がとても大切なのです。それは早ければ早いに越したことはありません。妊娠してから慌てて何かをするのではなく、妊娠を意識した時点から、あるいはもっと早い段階から健康に気を配ることで、より良い妊娠・出産・子育てにつながります。

お産をトータルに見たとき、自然に産むことを選んでも、医療的な介入で産むことを選んだとしても、「健康な赤ちゃんを安全に無事に産む」という高いハードルを乗り越えるためには、積極的に学び、より健康的な生活を心がけ、食べ物にも運動にも気を使う必要があります。

２０１１年の東日本大震災以降、妊娠中の体調不良や分娩時の搬送が増え始めました。ここ数年は、コロナウィルス感染症から始まった医療崩壊、熱があると受診や入院ができない理不尽な医療環境、マスクで顔が見えない人間関係や社会情勢の不安定さも相まって、分娩数も減少、そして健康に出産できない産婦さんが増えています。

自然に出産できるハードルがとても高くなっていることを実感しています。本能がもっているお産のプロセスは完璧なのに、人的ストレスがそれを上回り、バランスを崩してしまっているのが現状です。

このままでは、**「命が生まれる」時代から「命を産ませる」時代に、やがては「命が生まれない」時代になっていくのではないか**、という危機感を抱いています。

菌やウィルスと共存してきた人類の本来のあるべき姿に戻るためには、自身が中庸な体を作り、ストレスに適切に対応できる予備能力を持つことが大切です。今こそ自身の体をより健康に整える意識を持ち、健康に関して学び、実践していく自己

管理の重要性を問われる時代になってきたのではないでしょうか？

少子化問題は、今や国難です。辛くて苦しくて痛いだけのお産は、誰もやりたくありません。命がけのお産。でも**痛いだけではない、気持ちよく「命を産む」こと、幸せに「命が生まれる」ことについて考えてみませんか？**

2✳助産師を目指すMちゃんの物語

20年前に自宅出産で生まれたMちゃんは、現在、助産師を目指して総合大学の看護学科で学んでいます。2年前に、お母様からいただいたメッセージを紹介します。

「突然ですが、長女が高3になり、**助産師を目指して看護学科に進みたい**と言い出しました。生命倫理の本を読んで考えるところがあったのか、看護学のみの大学ではなく、他分野も履修できる総合大学の看護学科に進学したいと言っています。いくつかの大学の推薦に挑戦することにし、出願のために医療従事者にインタビューをしてまとめないといけないのですが、可能であればインタビューをさせていただけないでしょうか。

助産師を目指すことを決めたのは、『**母は、私が8歳の時に妹を自宅出産で産んだ。その時、出産の場に医師はおらず助産師だけだったが、助産師だけでも安全で適切な出産ができることを知った。そして、命の誕生を見守り、助け、安全に対処する助産師という職業に憧れを抱き、興味を持つきっかけとなった**』

と話しており、純子先生がそのきっかけのようです。よろしくお願いします」

もちろん、私は喜んでインタビューを受け、彼女は無事に希望の大学に合格しました。私は1999年に開業して以来、1000人以上の方々の「臍《へそ》の緒の拍動が止まるのを待つ自然なお産」に寄り添ってきました。

実はMちゃんもその中のひとりであり、彼女の臍帯《さいたい》は38センチという短さで、臍帯拍動が止まるのに3時間半かかったという最高記録の持ち主です。このことは、「彼女はきっとお母さんのことが大好きで、愛情に包まれて育ち、粘り強く、しっかりと人生の目標を達成していく」だろうということを示しています。

しかし、問題は、**彼女が無事に助産師として活躍できるようになった頃、果たして「自然なお産」を希望する人がどのくらいいるのか**ということです。

これは先を行く大人の責任でもあります。彼女のためにも「自然なお産」を残さなければと、気持ちを新たにした出来事でした。

3 ✳ 不妊と妊娠出産の異常

不妊の原因

近年、自然妊娠できない方々が増えています。原因はさまざまで、女性が原因のこともありますが、男性が原因のこともあります。

女性側の不妊の原因としては、**排卵障害、卵管異常、子宮の問題、ホルモンバランスの乱れ、生活習慣（喫煙、アルコール、肥満）、年齢、免疫系の問題、心理的要因、環境要因など**さまざまです。

病因	詳細
排卵障害	**多嚢胞性卵巣症候群（PCOS）：** 排卵が不規則または停止する。 **甲状腺異常：**甲状腺機能亢進症や低下症が排卵に影響。 **高プロラクチン血症：** プロラクチンホルモン過剰分泌。
卵管異常	**卵管閉塞：**卵管が閉塞しているため、卵子と精子が出会えない。 **卵管機能不全：**卵管の動きが正常でないため、受精が難しい。

子宮の問題	**子宮筋腫**：子宮内や外側にできる良性の腫瘍。 **子宮内膜症**：子宮内膜が子宮外に存在し、炎症や癒着を引き起こす。 **子宮奇形**：子宮の形態異常。
ホルモンバランスの乱れ	**黄体機能不全**：黄体ホルモンの不足により、妊娠の維持が困難。 **低エストロゲン**：エストロゲンホルモンの低下。
生活習慣	**喫煙**：卵子の質に影響を与える。 **アルコール**：過度の飲酒が排卵に影響。 **肥満**：ホルモンバランスの乱れ。
年齢	**加齢**：卵子の数や質が低下し、妊娠の確率が下がる。
免疫系の問題	**抗精子抗体**：女性の体が精子を異物と認識し攻撃する。

その他の要因
心理的要因：ストレスや不安が生殖機能に影響を与えることもあります。
環境要因：環境ホルモンや化学物質の影響。

男性側の不妊の原因としては、**精子の異常、精管閉塞、ホルモン異常、遺伝的要因、生活習慣、精索静脈瘤、性感染症など**さまざまです。

異常の種類	特徴
精子の異常	
精子数の低下	正常な精子の数が少ない。

精子運動率の低下	精子が十分に運動しないため、卵子に到達できない。
精子形態異常	異常な形状の精子が多い。
無精子症	精液中に精子が全くない状態。
精管閉塞	
精子の通過障害	精管が閉塞しているため、精子が射出されない。
精管切除	過去の手術や感染症による精管の損傷。
ホルモン異常	
低テストステロン	男性ホルモンの低下。
下垂体や視床下部の障害	ホルモン分泌の異常。
遺伝的要因	
染色体異常	クラインフェルター症候群などの遺伝的異常。

生活習慣	
喫煙	精子の質や数に影響を与える。
アルコール	過度の飲酒が精子の質を低下させる。
肥満	ホルモンバランスの乱れ。
その他の要因	
精索静脈瘤	精巣の静脈が拡張することで精子の質が低下。
感染症	クラミジアや淋病などの性感染症が精巣や精管にダメージを与える。

不妊の原因は複合的で、一つの要因だけでなく複数の要因が絡み合っていることも多く、正確な診断と適切な治療を行うためには、専門医の診察を受けることが重

要です。

妊娠中の異常

妊娠中に起こりやすい異常としては、妊娠悪阻《おそ》（重症のつわり）、多胎妊娠、流産や早産、胎盤の異常、妊娠高血圧症候群、妊娠糖尿病、羊水の異常、感染症（風疹・サイトメガロウイルス・トキソプラズマ症・性感染症）、血栓症、子宮頸管無力症、子宮内胎児発育不全、肝障害、腎障害などが挙げられます。

分娩時の異常

分娩中にも様々な異常が起こり得ます。

よくあるケースとしては、予定日を過ぎても陣痛が来ない、破水が先に起こり感染のリスクが上がる、陣痛が弱くて分娩が停止してしまう、陣痛が強いのに子宮口が開かない（軟産道強靭）、赤ちゃんの回旋異常、胎位の異常、臍帯の位置や形態の異常、心拍数の異常、羊水の量が少ないまたは多い場合や、胎盤の位置や形に問題がある場合もあります。

また分娩後には胎盤剥離《たいばんはくり》困難《こんなん》、子宮収縮不全、弛緩出血《しかんしゅっけつ》などが起こることがあり、これらの問題は、**母体や赤ちゃんの命の安全に影響を与える可能性**があります。

このように、**妊娠出産は母子ともに命がけであり、自然に妊娠したり、自然に出産したりすることが決して当たり前ではなく、命の誕生は奇跡的なことである**ことを知っていただきたいと思います。

4 ＊「冷え」と不妊

「冷え」とは

昔から、健康のためには「**頭寒足熱**《ずかんそくねつ》」といって、頭を冷やして足下を温めると良い、と言いますが、**冷えというのはその逆で、お臍から下の下半身の体温より、お臍から上の上半身の体温の方が高い状態**をいいます。つまり、足下が冷たく冷えており、頭や顔の方が暑くのぼせた状態です。

夏でも冬でも「冷え」という状態は起こります。夏は冷房で冷たい空気が足下を冷やし、冬は暖房で暖かい空気が上にあがり足下が冷えるためです。つまり、これは住空間の快適さを求め、空気を操作してしまった現代文化における弊害ともいえるでしょう。

「冷え」はあらゆる不調の元、とも思われがちですが、実はそうではなく、「冷え」というのは、原因ではなく結果です。何の結果かというと、今までの生活の結果です。

「冷え」に対して、温めるというのは、対症療法に過ぎません。もちろん、それも必要ですが、それ以前に「冷え」の原因は何かを突き止める必要があります。食事、生活習慣、メンタル、体の使い方、すべてに冷えの原因は潜んでいます。

「冷え」の種類と特徴

「冷え」には、陰性過多の冷えと陽性過多の冷えがあります。

陰と陽を簡単に説明すると、陰は、緩む力であり、陰性の食品はカリウムを多く含みます。陽は、縮む力であり、陽性の食品はナトリウムを多く含みます。

陰性過多の「冷え」は、血管が緩んで、血流が淀み、緩んだ細胞から体温が逃げていくために起こります。触れると手や足やおなかが全体的に冷たくなっているのですが、実は、のぼせているため、むしろ暑がりだと勘違いしていて、「冷え」の自覚が無い方もいらっしゃいます。

ご本人にしてみれば、**常に身体全体が冷えている**のが日常なので、そのことに気づかず、第三者から触れられて初めてわかることもあるのです。

手のひらを見ると、**血管が緩み、毛細血管が青白く浮き出て見えます。**

そういう方は、力が入りにくかったり、下痢気味だったり、運動しても温まらなかったり、そもそも運動自体が出来なかったり、入浴しても温まらなかったりします。**月経周期も長く、経血の量も多く、色白（むしろ青白い）で食欲もあまりない人が多い**です。食事では、カリウムの多い果物やジュース、生野菜、アイス、甘いお菓子などが身体の中に多く入っています。

陽性過多の「冷え」は、血管がぎゅっと締まって、毛細血管に血流が届かなくなることで、末梢まで血液が流れなくなって起こります。触れると手足の末端が冷たくなっています。**手のひらの血管は見えません**。

冷えているという自覚症状が強く、首や肩が凝りやすく、運動や入浴で温まります。夜中に尿意で目が覚めたり、**月経周期が短く、経血の量も少なく、便秘気味**で、肌の色は浅黒かったり黄色っぽかったり、食欲旺盛で、玄米は苦手だったりします。食事では、ナトリウムが多く、塩分過多や、動物性食品（肉、魚、卵、乳製品）の取り過ぎで、お野菜不足の傾向にあります。

「冷え」と不妊

冷えている人は、なかなか妊娠できません。体温が低下すると血行を悪くし、**子宮や卵巣の血流が悪くなると機能低下を起こします**。またホルモンバランスの乱れや、免疫機能の低下、気分不快などにも繋がります。

不妊症にも陰と陽があります。

陰性の不妊は、**男性の場合、精子の数が不足している、精子の活動が低下してい**

る、勃起不全などの症状が見られます。また、**女性の場合は、陰性の無月経、陰性の貧血など**の症状が見られます。

対策としては、生姜湿布《しょうがしっぷ》、大根干葉湯の腰湯（塩1％）、生姜湯の足湯、梅醤番茶《うめしょうばんちゃ》、葛湯、玄米スープ、黒炒り玄米コーヒー、穀物コーヒーなど、陽性のお手当をします。

陽性の不妊は、**男性の場合、精子の奇形、発熱や感染症による精巣へのダメージ**があげられます。また**女性の場合、陽性の無月経、陽性の貧血、不育症（稽留流産《けいりゅうりゅうざん》）性ホルモン不足、卵管狭窄《らんかんきょうさく》など**の症状が見られます。

対策としては、生姜風呂、酒風呂、温冷浴、大根干葉湯の腰湯（塩なし）、生姜湯の腰湯、第1大根湯、干し椎茸スープ、干し舞茸スープ、野菜スープ、野菜ジュース、香辛料スープ、果汁（温めても良い）を摂るなど、陰性のお手当てをします。

その他、**足湯やお灸やマッサージなどは、両方の冷えに効果的**です。

・整体の足湯

足首より上の深さの40度のお湯に、両足を6分つけて、両足を見比べ、赤みの少ない片足をもう2分つける。

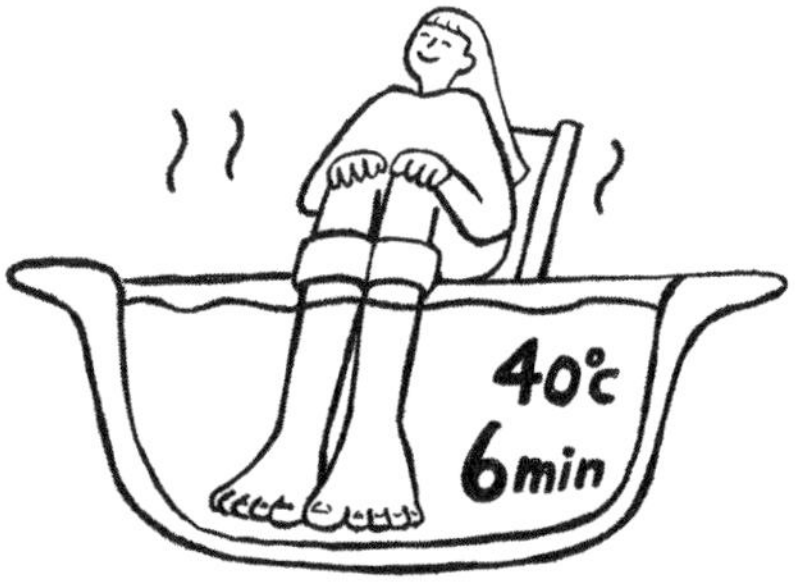

赤みの少ない片足をもう2分間お湯に入れる

・冷えのツボ

照海《しょうかい》：内くるぶしから指1本下のあたりのくぼみを刺激する（お灸やマッサージ）。

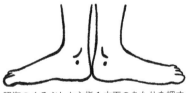

照海のくるぶしから指1本下のあたりを押す

一番大切なのは、陰でもなく陽でもなく中庸であることです。中庸は、その人本来の力を最大に発揮できる、とても安定した状態です。冷えものぼせもありません。**中庸な生活をするには、食事を中庸に整えることが一番の早道です。**

（第4章　心とからだの作り方参照）

Chapter 3 安産と難産

1 ✳ 安産と難産

皆さんは、「安産」「難産」という言葉を聞いたことがあるでしょう。
「あなたが生まれるとき、とても安産だったのよ」とか、「あなたは難産で、3日もかかってとても大変だったのよ」とか、「帝王切開だったのよ」など、お母さんから話を聞いたかもしれませんね。

もし聞いたことがなければ、**自分がどんな風に生まれてきたのか、ぜひ聞いてみてください。**

「安産とは、妊娠から分娩までのプロセスが順調に進み、母子ともに健康な状態で出産を迎えられることであり、難産とは、分娩が長時間にわたり、母子ともに健康リスクが高まる状態」とあります。

実は私は、自然分娩で生まれましたが、病院に入院してから3日かかり、生まれた時は真っ青で、お臍がぐるぐるに巻いていて、なかなか泣かなかったので医師にお尻を叩かれて泣いた、と聞きました。なので、難産で生まれたことになります。

安産と難産、どちらがいいですか？　そう聞かれて、難産を選ぶ人はいないでしょう。**では、安産は良くて、難産は悪いのでしょうか？**

2 生まれる時のパターンが、人生のリズムとしてパターン化される

出生体験がその後の人生に影響

心理学や精神医学の分野では、「**生まれる時のパターンが人生のリズムとしてパ**

ターン化される」という考え方があります。これは、**出生体験がその後の人生に影響を与える**という仮説に基づいています。（興味のある人はぜひ調べてみてください）

私の場合、前述のようになかなか生まれず、やっと生まれてきたときには仮死状態で、医師が私のお尻を叩いて助けてくれました。その医師は男性でした。このリズムがパターンとなり、その後の人生に影響を与えるということになります。

例えば、悪い面を見ると、夏休みの宿題を後回しにして、最終日になって必死にやったり、引越が決まってもギリギリまで荷物の整理が出来なかったり、旅行に行くときに持ち物の準備を当日の朝ギリギリになってやったり、執筆の原稿をなかなか始めずにギリギリで取り掛かったり、といった具合です。

その際、私を叱咤激励するために登場するのは、いつも男性です。学校の先生であったり、夫であったり、子どもたちであったり、出版社の担当者だったり。

反面、3日かかって生まれてきた経験から、粘り強く生きる力や持続する力を持ち、時間がかかっても最終的には、生き抜けるという未来への希望を持って人生をスタートすることができました。

第4子を妊娠中に受けた**「呼吸」のセッション**で、セルフブリージング中に体験したリバーシングでは、臍の緒が巻きつき、陣痛に合わせて首が締まる感覚とそれに伴う意識の薄れを感じました。

この時の体験は、生と死の間を漂うような不思議な感覚でしたが、決して不快ではなく、むしろ心地良いものでした。この経験から、「難産も悪くない」と感じるようになりました。

前著**『まってるね赤ちゃん』**の冒頭で、「**『良いお産』も『悪いお産』もありません。あるのは『あなたのお産』です**」と表現したのは、このような理由からです。**どんなお産にも意味があり、命の誕生に善悪はなく、すべてが尊いものです。自分がどのように生まれてきたのか、ぜひお母さんに聞いてみてください。**

とはいえ、「安産」で産みたい。

私が生まれた時は「難産」でしたが、私自身が出産する時は「安産」でした。実際に出産してみると、母への感謝がさらに深まり、安産のほうが楽だと実感しました（笑）。

私の体験（前著に記述）も踏まえて、**安産のための要素は四つ**あります。**一つは、産道の柔軟性と伸展性。二つ目は骨盤の形と動き。三つ目は赤ちゃんがうまく回旋すること。四つ目は対話です。**

対話とは、赤ちゃんとの対話はもちろんですが、ご主人や家族、医療スタッフとのコミュニケーションも含みます。対話を通じて信頼関係が深まり、信頼は安心感をもたらし、安心感はリラックスを促し、深い呼吸にも繋がり、副交感神経を優位にして陣痛を促すオキシトシンの分泌を助けます。

安産のためには、**バランスの取れた食事、適度な運動、ストレス管理とメンタルケア、生活習慣を整えることが大切**です。また、**定期的な健診を受けることで健康状態を把握し、問題が発生した際は早期対応していくことも大切**です。

健康な妊娠と出産のために、今から心がけられることの具体的な内容は次の章でお話します。

3＊安産で産んだママの話

ママの年齢は27歳、初産婦さんです。初産婦さんの平均分娩所要時間は12時間から14時間ですが、彼女は5時間ほどで3300gの赤ちゃんを産みました。出血も少なく、会陰も切れず、羊水も混濁なく、赤ちゃんも元気で、とてもきれいな頭の形をしていました。これは、ストレスが少ない状態で生まれたことを示します。なぜなら、狭い産道を頑張って生まれてきた赤ちゃんの頭は往々にして長細く、まるで布袋様《ほていさま》のようになっているからです。

当初、赤ちゃんの推定体重が大きかったことと、産道が狭かったこと、赤ちゃんがあまり下がっていなかったことなど、難産になるのではないかと危惧していました。

予定日を過ぎてしまうと、更に赤ちゃんは大きくなりますから、なるべく早く38週くらいで生まれて欲しい。でもお母さんの身体はまだ締まっていて緩みがない状態です。

また、赤ちゃんのパパは単身赴任、週末だけ帰って来るという状況で、実母と妹と3人で暮らしています。

自然分娩というのは、いつ生まれてくるのかわかりません。陣痛を起こすのは赤ちゃんです。すべてのタイミングを委ねるしかありません。**できうる全ての準備をやり切り、命を信じて待つ。皆が心を合わせたときに、これ以上ないタイミングで、完璧に、まるで計画されていたかのような奇跡の瞬間が起こります。**

奇跡は起きるものではなく、起こすもの、なのかもしれません。

出産直前の準備

37週に入り、もう生まれてもいい時期になったとき、まだまだ生まれそうにない状況で、足には浮腫《むくみ》もありました。赤ちゃんと対話できる対話師さんを介して赤ちゃんのお話を聞いてみることを勧めました。赤ちゃんは、まだ生まれる日を決められず、タイミングを見ているようでした。

また、ママの体の準備として、アイフラワースチーム（季節のハーブやお花を乾燥させて煮出し、穴の空いた陶器の椅子に座り、下から蒸気で蒸す）、会陰のオイルマッサージ、膣に月見草オイルを入れる、3日間の脱塩食、四股《しこ》踏み、スクワットなどをアドバイスしました。

これらは、**産道を柔らかくし、伸展性を高め、骨盤を緩みやすくし、血液の循環を良くし、赤ちゃんが降りてきやすくするための準備**でした。

彼女は、テレビで大相撲の中継を見て、臨月の自分と同じくらいのお腹を持った力士が足を高く上げて四股を踏むのを見て感動し、力士に合わせて、四股踏みをしたそうです。

スクワットもやりましたが、一人でやるのはきつかったけれど、バレエのバーレッスンのようで親しみはあったと振り返っていました。

出産直前のそれらのアプローチが功を奏したのには理由がありました。実は彼女は、**新体操とチアリーディングの運動歴**を持ち、**中学生の頃から玄米を食べ、競技に求められるスタイルを保つために食生活に気をつけていた**といいます。

外食はあまりしない生活

彼女の母親はお料理が得意で、ある時期から**マクロビオティック**を学ばれ、今ではお仕事にされているほどです。**自然食品店で厳選した食材や調味料**を使っていたことはいうまでもありません。

家で食事をすると両親ともお酒で乾杯が出来るし、結局はお母さんのお料理が一番美味しいというところで家族の意見が一致して、**外食に行くことは殆どなかった**そうです。

中学から大学まで、**学校にはお母さんにリクエストしてお弁当を持参**しました。

一方コンビニのおにぎりや常温で腐らない菓子パンなどに憧れもありつつ、魅力は感じなかったそうです。

なぜなら、それらを食べると、胃腸が重くて苦しくなって、お腹を壊してしまうのだそうです。たまにはチョコやクッキーなどのお菓子類を口にすることもあったそうですが、激しい運動をするためのエネルギーとして体が欲していたようです。

結婚式のために、5キロのダイエットを成功させたときは、仕事に通いながら毎日16時間、食事を取らない方法を実践しました。仕事が終わるのが19時で、そこから家に戻って夕食を取ると21時頃になります。

そこで夕食用に、玄米にひよこ豆やツナを入れた大きなおにぎりを持参し、18時頃に食べて終わりにしたそうです。

朝は青汁だけで、お昼ご飯は定食を食べる生活、こうして**18時から翌日の12時まで、16時間固形物を取らない生活**を実践しました。

また、「**塩抜き**」の生活は、今回が初めてではなかった、といいます。彼女いわく、「花嫁界隈では、写真の前撮りや本番前の1日～2日、浮腫を取るためのダイエットとしてみんなやっていて、**〝花嫁レシピ〟としてバズってるレベル**」なのだそうです。

今回**3日間の塩分を取らない食事**は、なんとご家族で実践されたそうで、見事に浮腫がなくなりました。

このように、彼女にとっての「普通」は、誰にとってもの「普通」ではなく、**成長期における食生活を始めとする生活のあり方は、後に多大な影響を与えているこ**とを示しています。

バースプランを実現させる意味

こんなお産がしたい、とバースプランを立てても、計画通りに進まないことが多々あります。

例えば、「会陰切開を避けたい」と希望しても、結果として大きく裂けてしまったり、当直の医師がプランを知らずに普通に切開してしまったりと、思いがけないことが起こり得るのです。

バースプランが実現するかどうかは、その人の「バースデザイン」（自分軸に基づく生き方）が明確かどうかにかかっています。

例えば、会陰切開を避けたい場合、会陰が柔軟になるような食事やマッサージなどのケアが必要です。プランの目的を達成するためにどのような準備が必要かをしっかり考え、それを実践することが重要です。

お産は日常生活の延長線上にあり、日々の努力や準備の積み重ねが結果を引き寄せるとも言えるでしょう。

彼女の場合、理想通り38週である予定日の10日前の日曜日、単身赴任中の夫がちょうど帰宅しており、また立ち会いを希望していた妹が山登りに出発する時間にちょうど間に合うように、すべてのタイミングがぴったり合って、とても安産に生まれてきてくれました。結果的に、彼女のバースプランはすべて実現できました。

産後、彼女はこう語りました。

「達成感と幸福感と充実感、そんな感情が溢れた産後です。息子はとても可愛く、

とても、とても幸せです」と。

幸せな産後が、幸せな子育ての始まりです。子育てには大変なこともたくさんあると思いますが、きっと幸せなお産と産後の体験が原点となり、今後の彼女を支えてくれるに違いありません。

Chapter 4 心とからだの作り方

1✴からだのメンテナンス

赤ちゃんを自然に授かり、安全に産むためには、心身の健康管理が大切です。このことは、母体である**女性だけでなく男性も同様**です。

妊娠は、精子と卵子が出会い受精卵ができるのですから、そもそも**質の良い元気な精子と卵子を体の中で育てることが一番のミッション**なのです。

ではいつから始めるか。それは、早ければ早いほど良いです。

「赤ちゃんのときから質の良い母乳を飲んで、正しい発達過程を経て成長し、自然の中で育った命ある作物を食べ、きれいな水を飲み、適度な運動をして、十分に休息を取り、規則正しく生活する。そして思春期を迎え、愛する人に出会い結ばれて、自然に妊娠し、自然に出産し、自然に子供を育てることができる」。

そんなライフスタイルが理想的です。この「**幸せの無限ループ**」に入ることができれば、**最高に幸せな人生を送ることが出来る**でしょう。

しかし、現代社会ではこのループに入っている人は少ないかもしれません。それでも、**このループに入るのに最適なタイミングは「今」です。今からできることを始めることが大切**です。

例えば、**パン食を減らしてお米を主食にする、味噌汁を飲む、野菜や納豆、漬物などの発酵食品を食べる、よく噛む、菓子類を減らす、自販機で買う飲み物を水や麦茶にする**などの小さな改善が健康に大きく貢献します。

特に成長期は、今食べているものが体を作り、心を育てます。ストレスを解消するための知恵も大切ですが、そもそも過度なストレスがかかりすぎない生活が大切です。**食品添加物や農薬の入った食べ物をなるべく避け、香料や芳香剤などの化学的な薬品が入ったもの（洗剤や柔軟剤、シャンプー・リンスやボディソープ、化粧品などの日用品）は使わないようにしましょう。**

また、**砂糖や甘い果物などを多食すると、免疫力を下げ、怪我や病気を招きます。**

甘い味は中毒性もあるため、できるだけ食べないようにしましょう。これらは、腸に穴を開ける**リーキーガット症候群**を引き起こし、**小麦・卵・乳製品などのアレルギーを起こしやすくする**ことが知られています。

ぜひ、気付いたタイミングでこの「幸せの無限ループ」に入ってください。途中で抜けても、また戻ってもいいです。それはあなたの自由です。

しかし、この**無限ループに入ってしまえば、健康であることが当たり前になり、病気や怪我の悩みが減る**でしょう。

成長期からの良い食事や生活習慣は、男女共に健康な身体を作り、心も整え、妊娠や出産に適した体を作ります。

始めるのに遅すぎるということはありません。どうぞ「今」から始めてください。

2 ✳ 食べ物と細胞

「**人は食べ物のお化け**」と言われるように、食べたものが体に入り、消化・吸収されて血液に取り込まれ、その栄養が細胞、組織、そして体全体を作り上げています。

つまり、**健康な食事が健康な体を作る**ということです。

千島学説の「腸造血説」

千島学説（Chishima Theory）は、「千島喜久男」（1899年～1978年）によって提唱された理論であり、「腸造血説」は、1960年代後半から1970年代初頭にかけて発表され、書籍の出版や学会発表を通して広く知られるようになりました。

この説では、**血液が主に腸で作られる**とされています。一般的な医学の見解では、血液は骨髄で作られるとされていますが、千島博士は、小腸の絨毛で作られるとし、腸が重要な役割を果たしており、**腸内細菌のバランスや腸壁の状態が全身の健康に直結している**と考えました。

他にも、**腸の上皮細胞が造血幹細胞に変化する可能性や、健康的な食事が良質な血液を作り出し、不健康な食事が血液の質を低下させること、腸が体内の毒素を効果的に排出する役割を果たし、全身の健康が保たれる**と考えられています。

近年の研究でも、腸内フローラと全身の健康の関係が注目されており、腸が健康に与える影響についての理解が深まってきましたが、**腸内環境の重要性を早期に指摘**していた点で評価されています。

女性は7の倍数、男性は8の倍数で身体が変化する

東洋医学の古典であり、その基礎理論を体系的にまとめた重要な書物である『**黄**《こう》

帝内経《ていだいけい》』には、陰陽五行説、経絡理論、診断法、鍼灸、気血の理論などが記載されており、その中で、**女性は7年周期、男性は8年周期で、生命エネルギーである腎《じん》精《せい》の変化に伴い身体の状態に節目が訪れる**という記述があります。

女性は、7歳で腎精が盛んになり、歯の生え変わりなどが起こり、14歳で腎精によって天癸《てんき》（月経を促す物質）が生じ、月経が始まり、生殖能力を備えます。21歳で腎精がさらに充実し、体は最も充実した状態に向かいます。28歳で体力、気力ともに充実し、生殖能力も最も高まる時期を迎えます。35歳になると、腎精が徐々に衰え始め、顔のつやなどが衰え始めます。49歳で腎精の衰えが顕著になり、閉経を迎えるとされています。

男性は、8歳で腎精が充実し、髪が伸び、歯が生え変わるなどの変化が現れます。16歳で腎精が盛んになり、精通を迎え、生殖能力を備えます。24歳で腎精が最も充実し、体も最も充実した状態となります。32歳でピークを迎え、体力、筋力ともに充実した状態となります。40歳から腎精が衰え始め、髪の毛が抜け始めたり、白髪が増えたりするなどの変化が現れます。64歳で腎精の衰えが顕著になり、生殖能力が衰えるとされています。
このように、『黄帝内経』では、成長、発育、生殖、そして老化といった、加齢に伴う自然な変化の周期が示されています。これは、東洋医学における生命観に基づいたものであり、西洋医学でいう細胞の入れ替わり周期とは異なる視点から身体の変化を捉えています。東洋医学は心身全体のバランスを重視し、西洋医学は病気の原因を特定し治療することに重点を置いています。両方の視点を取り入れることで、より包括的な健康観を持つことができ、日々の生活に取り入れるべき養生法もより効果的なものとなるでしょう。

体を整えるためには、東洋医学的な視点であるこの周期を知るとともに、日々の食事や生活習慣を整えることが大切です。西洋医学的な視点である細胞の入れ替わり周期も参考にすることで、より多角的に健康を捉え、生活に取り入れることができるでしょう。

体質改善のための食事や生活習慣の変化にかかる時間

私たちの体は、常に新陳代謝を繰り返し、古い細胞から新しい細胞へと生まれ変わっています。**体は、驚くべき再生能力を持っており、細胞レベルで見ると、常に新しい自分へと更新されているのです。**

細胞の入れ替わる速度は、臓器や組織によって大きく異なります。

比較的速く細胞が入れ替わる組織
胃粘膜：数日
小腸粘膜：約3日
大腸粘膜：約10日

比較的ゆっくり細胞が入れ替わる組織
皮膚の表面を覆う表皮：約1ヶ月
真皮コラーゲン：数ヶ月から数年
肝細胞：数ヶ月から1年以上

非常にゆっくり細胞が入れ替わる組織
骨：完全に新しい骨に生まれ変わるには10年以上

このように、細胞の入れ替わる速度は臓器や組織によって異なるため、**体全体が完全に新しくなるには長い年月を要します。**

また、**健康的な食事や運動習慣を身につけるには、数ヶ月から数年かかる**ことがあります。

例えば、これまで肉中心の食生活を送っていた人が、野菜中心の食生活に変える場合、最初は物足りなさを感じるかもしれません。しかし、様々な調理法を試したり、旬の野菜を取り入れたりするうちに、野菜本来の甘みや食感、香りに気づき、その美味しさを感じるようになります。また、これまで運動習慣がなかった人が、運動を習慣にするには、数ヶ月の継続が必要です。最初は筋肉痛や疲労を感じるかもしれませんが、継続することで体が適応し、次第に続けられるようになります。

体質改善は、一朝一夕に成し遂げられるものではありません。しかし、健康的な生活習慣を継続することで、体は必ず応えてくれます。焦らず、長期的な視点で、食事、運動、睡眠、ストレス管理などをバランス良く取り入れた総合的なアプローチを続けることで、**徐々に体の内側から変化が起こり、最終的には健康で強い体、そして充実した人生を送ることができる**でしょう。**たとえ効果を感じにくい時期があったとしても、諦めずに継続することが大切です。**

自然に妊娠でき、赤ちゃんを安全に産むために

自然に妊娠でき、赤ちゃんを安全に産むためには、妊娠前からのあなたとパートナーの健康が極めて重要です。

また、**妊娠中の母親の食事は母体と胎児の健康に直接影響を与えます。**適切な栄養を摂ることは、母体の細胞の健康を維持し、赤ちゃんの発育を支え、健康に出産

するために欠かせません。

マクロビオティック的な栄養バランスの取り方

マクロビオティック（大いなる生きる技術）という概念に出会ったのは、28年ほど前のことでした。「陰と陽と中庸」という考え方や「**一物全体**《いちぶつぜんたい》」、「**身土不二**《しんどふじ》」といった初めての言葉に戸惑い、なんだか難しいという印象を持ちました。自己流で玄米菜食を始めてから2年ほど経った頃でした。

25年前、四男が1歳の誕生日を迎えた日、それまで本でしか知らなかったマクロビオティック料理の「本物」を初めて体験する機会が訪れました。

知人宅で開催された、**故松本光司先生の食養料理教室**に初参加したときのことです。非常に丁寧な包丁使いで野菜が生き生きと輝き、優しい箸使いでじっくりと火が通される様子はとても美しく、シンプルなお塩と味噌、醤油、油だけの味付けにもかかわらず、出来上がったお料理は一口食べて「なんて美味しい！」と感動しました。

それまでレシピ本を参考に作っていた料理とは全く違っていました。もし美味しくないと感じていたら、興味を持たなかったかもしれませんが、その場で私は「我が家でもお料理教室をやってください！」と先生にお願いしていました。

これはまだ助産院を開業する前のことでした。千島学説や玄米菜食に興味を持っていた私ですが、**腸内環境が大切であるというマクロビオティックの考え方が千島学説に基づいている**ことを知り、ここから更なる学びが始まりました。

陰と陽、中庸は健康と開運をもたらす

「**陰は広がり、緩む力で、陽は縮む、締まる力である**」このシンプルな理論を用いて、あらゆる事象や宇宙の成り立ちまでを考察しようとする東洋的思想は、西洋医学にはない魅力的な概念です。

人の体には自己治癒力があり、それを最大限に引き出すためのバランスを取ることが重要とされます。陰性の食べ物はカリウムが多く、陽性の食べ物はナトリウム

が多い状態であり、陰性や陽性に偏ると健康を損なう可能性があります。**中庸であることが、健康であり自分らしく生きられる理想の状態**を作ります。（詳細は前著『まってるね赤ちゃん』を参照）

「**一物全体**」というのは、精白しない、皮をむかない、丸ごと全部を食べるという意味です。玄米や雑穀を中心に、季節に応じた旬の野菜を日本古来の伝統的な調味料で調理します。

また、「**身土不二**」というのは、土地と食べ物は二つではない、つまり、その土地で取れたものをその土地に住んでいる人が食べるという意味で、「地産地消」と同義です。

マクロビオティックでは、砂糖や乳製品、魚、肉、卵などの動物性食品を極力食べないようにします。**野菜にも陰陽があり、切り方や調理方法にも陰陽の調和を考えた工夫**があります。

例えば、**玄米の研ぎ方、火加減、調理の順番や調味料を加えるタイミングなど、全てに意味があります。**

料理教室では、お料理を学んだ後に**個別の食事指導（食箋指導）**も行われ、体質や体調に合わせたアドバイスが受けられました。さまざまな病気に対する食事指導はもちろんのこと、特に興味深かったのが、「**開運のための食事**」指導で、特に健康上の悩みがない人には人気がありました。

私自身も健康上の問題は特にありませんでしたが、マクロビオティックのバランスの取れた食事を続けることで、徐々に運が良くなっていったように感じます。現在も、当院では松本光司先生の後を継ぐお弟子さんたちにより、お料理教室と食箋指導を継続しています。

半断食でからだをリセットする

断食には、一定期間食事を断つ「**完全断食**」、穀類のみ少量をよく噛んで摂取する「**半断食**」、日中の一定時間だけ食事を断つ「**16時間断食**」などがあります。

食事を制限することで、胃腸を休めることができ、デトックスやダイエットにも効果があります。

普段から食べたいものを食べたいだけ食べていると、胃腸が疲れ、腸内環境を悪化させ、病気を引き起こす可能性があります。

バースハーモニー美しが丘助産院で定期的に行っている「**ママのためのマクロビオティック講座**」を担当していただいている**磯貝昌寛先生**によると、**出生率の低下の原因として、食の劣悪化、飽食（高カロリー、高蛋白、人工甘味料）、化学物質の氾濫（農薬、化学肥料、合成洗剤、住宅環境、車、ワクチン、電磁波など）、運動不足、危機感の喪失、偏った学校教育などが指摘**されています。

また、世界でも飢餓状態が高いアフリカでは、合計特殊出生率が高いという統計があり、**命の危機感が強いほど、本能的に次の子孫を残さなければならないという欲求が働く**ことが示唆されています。

妊娠を希望する場合、半断食で一時的に食を制限することで、逆に命の力が呼び覚まされ、妊娠しやすくなる可能性があると言えるでしょう。

私自身、何度か半断食を行い、体調が良くなったり、幸運な出来事が起こったり

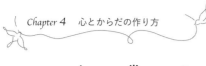

した体験があります。また、日々食べ過ぎないように、よく噛んで、1日1～2食にするよう心掛けています。

「**量は質を変える**」という言葉があります。**いくら質の良い食べ物でも食べ過ぎると体に害**になりますので、気をつけましょう。

断食を実施するにあたっては注意点があります。断食は体に負担がかかる場合があり、**長期間や無理な断食は健康を害するリスク**があります。

また、**妊娠中（排毒が強くなりすぎる）と産後授乳期（母乳の分泌が減少する）の断食は行わないようにしてください。**

断食の時期や方法については、専門家の指導のもとで、安全に実施することが非常に重要です。

磯貝昌寛先生主催のマクロビオティック和道では、定期的に半断食の指導が行われていますので、興味がある方はぜひチェックしてみてください。

3 ✳ 歯の割合で食べる健康

動物の歯とヒトの歯

あらゆる動物は、口から食べ物を食べるために歯を持っています。動物の歯の形状と構造は、その食性に適応しており、進化の過程で特定の食物を効率的に摂取するために発達してきました。

このように、**歯の形状はその動物がどのような食物を摂取し、どのように食べるかを反映**しています。

草食動物は、植物を食べるために葉や茎、根などをすり潰す必要があり、そのため、歯は平らで広く、複雑な咬合面を持っています。
例えば、ウシは臼歯が広く平らで、植物をすり潰し、前歯は草を引きちぎるのに使われます。ウサギは鋭い前歯で草や葉を噛み切り、平らな奥歯で、植物をすり潰します。

肉食動物では、肉を食べるため、獲物を捕らえ、裂き、噛み切る必要があります。そのため、鋭い犬歯や切断に適した奥歯を持っています。
例えば、ライオンは長く鋭い犬歯で獲物を捕らえ殺し、奥歯は肉を裂くために鋭く尖っています。ワニは、全て円錐形で、獲物を捕らえ、その肉を引き裂くのに適しています。

では、ヒトはどうでしょうか？
ヒトは、雑食動物であり、植物（植物性食品）と肉（動物性食品）の両方を食べるため、歯はその両方の機能を持っており、切る、裂く、すり潰すための歯が混在しています。

全部で32本ですが、その種類を見ると、中切歯4本、側切歯4本、犬歯が4本、小臼歯が8本、大臼歯が12本と大小合わせて20本の臼歯があります。切歯はウサギのように植物を噛み切り、犬歯は肉を裂き、小臼歯と大臼歯は食物をすり潰します。

つまり、**ヒトが何を食べれば健康でいられるかは、歯の割合を見ればわかる**ということになります。

お野菜を食べる歯が8本、動物性食品を食べる歯が4本、穀類や豆を食べる歯が20本で、**お野菜：動物性食品：穀類や豆の割合が2：1：5**ということになります。

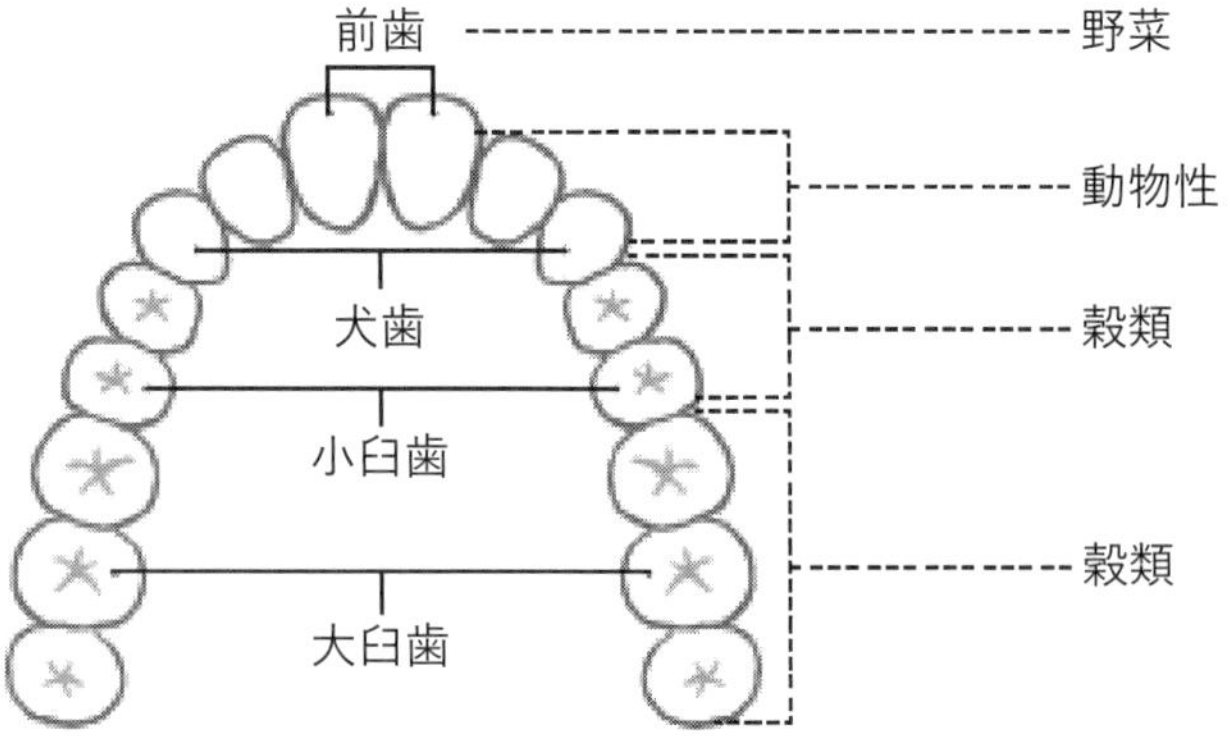

良く噛むことでもたらされる効果

皆さんは、一口何回噛んでいますか？　理想的には、**一口100回噛む**ことが推奨されます。もし無理なら、**最初の一口だけを200回噛む**、というのをやってみてください。噛むことでいろんな良いことが起こります。しかも、ただです。

- **身体にとって必要な食べ物は、噛めば噛むほどおいしくなる（噛めないものや、まずくなるものは、食べないように）**
- **唾液の強アルカリによって、食べ物をアルカリに変え、胃酸を中和し、潰瘍を止める**
- **食べ物のエネルギーが上がる**
- **消化力が上がる**
- **細胞を秩序化してきちんと並ばせる**
- **脳の働きを活性化する、知能指数が上がる**

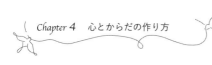

・視力低下の予防
・顎の発育、顎関節症の予防
・口の中の浄化（免疫グロブリンA、リゾチーム）
・虫歯の予防
・過食の予防
・消化管の疲労軽減（消化酵素、アミラーゼ、カタラーゼなど15種類の酵素群）
・自己コントロールの訓練
・発ガン物質の撃退（ペルオキシターゼ）
・若返りホルモン（パロチン）
・ボケを防ぐ
・骨盤の発育をよくする
・脊柱を正しく保つ
・情緒の安定
・顔の表情を良くする

などです。

民族食

また、民族食という概念があります。これは、その地域や文化に特有の伝統的な料理のことであり、地理的な条件、気候、歴史、宗教、社会習慣などが影響を与えています。地域ごとに異なり、長年その地域で食されてきた文化の象徴でもあります。

地元の気候や環境に適した食材を使用するため、その土地に住む人の腸内環境も適応し、体に良い影響を与えます。食事を共にすることで、家族やコミュニティの絆を深める重要な機会にもなります。

では、古来より日本人は何を食べてきたのでしょうか？　日本食つまり和食というと、今の時代パッと思いつくのはお刺身・天ぷらですね。

しかしそれは江戸時代からのものです。**古来日本人は、主に米を中心とした穀物、魚介類、野菜、豆類、海藻などを食べてきました。**また、**味噌、醤油などの発酵調**

味料や漬物も重要で、消化を助けるとともに健康維持に役立っています。

これらの食材は日本の気候や風土に適したものであり、**古代から日本人の食事**として親しまれており、季節や地域によって異なる特色を持ちながらも、バランスの良い食事を重視し、調理法や食材の組み合わせに工夫を凝らした料理で、**生活環境に根付いた、長い歴史を持つ民族食**なのです。

日本人としてどう食べるか、戦後日本は、アメリカの占領下に置かれたことで、それまで食べてこなかった肉、パン、牛乳などが普及し、食事の多様化が進みました。しかし日本の伝統的な食事からの乖離も進み、伝統的な食文化が脅かされています。

日本食は、バランスの良い食事であり、健康的な生活を支える重要な要素でしたが、西洋食の普及により、そのバランスが崩れてきてしまいました。この状況が、今後の日本人の健康にどのような影響を与えるか、課題となっています。

食生活と健康への警鐘―マクガバンレポート：日本食の健康性を世界に示した先駆的研究

「私たちの食するものが、知らぬ間に昔のような自然なものではなく、薬漬けのものになっている」。これは1977年発表の「マクガバンレポート」の核心を突く一節です。当時、アメリカ上院議員ジョージ・マクガバン氏が委員長を務めた特別委員会（国民栄養問題アメリカ上院特別委員会）は、医療技術が進歩しているにもかかわらず生活習慣病で病人が増え続けるアメリカ社会を憂慮し、国民の食生活と健康を徹底調査しました。その結果は膨大なレポートにまとめられました。

「なぜ病人が増え続けるのか？」という疑問から食生活に焦点が当てられ、レポートはアメリカ人の**肉中心・高脂肪・高コレステロールの食生活と過剰な砂糖摂取が、がん、心臓病、脳卒中といった「食源病」の主要な原因である**ことを明確に指摘しました。これは当時のアメリカ、そして現代の多くの国の食生活が、本来人間が摂るべき自然な食事から大きくかけ離れていることを意味していました。

マクガバンレポートは食の常識を覆し、アメリカ社会に大きな衝撃を与えましたが、特筆すべきは、当時まだ世界的に注目されていなかった**日本食の健康的な側面をいち早く見抜き、高く評価していた点**です。当時のアメリカ人の食卓が高脂肪・高コレステロールの肉食中心であったのに対し、**日本の伝統食は米を主食とした「一汁三菜」を基本とし、魚介類、大豆製品、旬の野菜、海藻といった多様な食品をバランス良く組み合わせていました。特に、動物性脂肪の摂取量が少なく、炭水化物を中心とし、食物繊維が豊富である点は、生活習慣病のリスクを低減する効果があるとされました。**この評価こそが、「**日本食＝健康的**」というイメージを世界に広める大きなきっかけとなったのです。まさに、**マクガバンレポートは、日本食の健康性、特に生活習慣病予防への有効性を世界に示した先駆的研究**と言えるでしょう。

当時の日本人の平均寿命は世界的に見ても高く、心臓病による死亡率はアメリカに比べて著しく低いことがデータで示されており、マクガバンレポートはこの事実に着目したのです。

しかし、**マクガバンレポートが評価したのは1970年代以前の日本の食生活**です。**現代日本では食の欧米化が進み、肉、乳製品、小麦中心の食事、過剰な糖分、加工食品の増加に伴う食品添加物、飽和脂肪酸の摂取、残留農薬などの問題が生じ、結果的に日本でも生活習慣病が増加傾向にあります。**マクガバンレポートが明らかにした日本食の素晴らしさ、特に「**一汁三菜**」**に代表されるバランスの取れた食生活を改めて認識し、現代の食生活に取り入れる**ことこそが、健康を取り戻す鍵となるでしょう。

妊娠出産を控えた若い世代にとって、食生活は将来の母体と子どもの健康に大きく影響します。**日本人が古来から直感であたりまえに食べてきた食を見直すとともに、現代の食生活における問題点も考慮し、賢く食を選択していくことが大切です。**私たちは、先人の知恵と現代の知識を融合させながら、次世代に健康な食生活を受け継いでいく責任があると言えるでしょう。

身土不二（地産地消）

前にも述べましたが「**身土不二**」は、「身（身体）と土（環境）は一体であり（二つではない）、切り離せない」という意味で、健康的な生活のためには、その土地で採れた食物をその土地に住む人が摂ることが重要だとされています。

その**土地の気候や風土に適した食物を摂ると、身体が環境に適応しやすく、健康を維持しやすくなります**。例えば、寒い地域では体を温める食物、暑い地域では体を冷やす食物が自然に採れるため、これらを摂ることが理にかなっているとされます。

また、その季節の**旬の食材を摂ることで、栄養価も高く、美味しく体調を整える**ことができます。地元で採れる食材を優先的に摂取することで、食材の鮮度が保たれ、栄養価も高く、長距離輸送に伴うエネルギー消費や環境汚染が減るため、**環境負荷も低減され、地元の農業や経済を支える**ことにもつながります。

地域の伝統的な食文化や食習慣を尊重し、継承することも身土不二の一環です。歴史的にその地域で培われてきた食文化は、長い時間をかけてその土地に適応してきたものであり、健康維持に役立つとされています。

現代においても、身土不二の考え方は、健康と環境の調和を目指すものであり、多くの示唆を与えてくれるものです。

4＊骨盤を育てる

骨盤は、腸骨、坐骨、恥骨、仙骨、尾骨によって形成される構造で、**上半身を支持**し、立ったり座ったりする際に安定させ、**内臓を保護**し、**股関節を形成**し**下肢の運動を助ける**機能があります。

また、女性の場合、骨盤腔を通して**胎児が通過するのを助ける**役割も担っています。

「腰」という字は、月編《つきへん》に要《かなめ》と書きますが、月偏は肉月《にくづき》とも呼ばれ、身体の部位を表します。つまり、**腰＝骨盤は身体の要である**という意味になります。

女性は、妊娠と同時に**リラキシン**というホルモンが分泌され始め、分娩時に最大に分泌されます。リラキシンは、**骨盤周囲の靭帯や関節を緩める作用**があり、これにより分娩時に骨盤が柔軟に開くことができます。また、リラキシンは子宮頸部の柔軟性を高め、出産をスムーズにする役割も果たします。

このように、**妊娠することで、女性の身体は自然にリラックスでき、緩んでいけるようになっているはずなのですが、現代おいては、自律神経が乱れやすく、交感神経が優位になる場面が多く、それを上回る緊張が立ちはだかっています。**

それに立ち向かって緩みを作らなければならない、という沼に嵌《はま》って苦しんでいるような人が意外と多いです。

交感神経とは

交感神経は、自律神経系の一部であり、主に「**戦うか逃げるか**（fight-or-flight）」と呼ばれるストレス反応に関与する神経です。**副交感神経**と対になって機能し、リラックス状態や休息、消化などの「休息と消化（rest-and-digest）」の反応を促進します。

これらの神経は、**相反する作用を持ちながら、身体の内外の変化に応じて適切なバランスを保つことで、健康を維持**しています。

交感神経が優位になるとき

現代社会において、日常生活の中で**交感神経が優位**になる場面は多々あります。

例えば、**ストレスの多い環境**として、締め切りやプレッシャーのあるプロジェクトの対応、試験やプレゼンテーションなど成果を求められる状況、ラッシュアワーの通学・通勤、交通渋滞や遅延によるイライラ、友人との衝突や意見の相違、人前での発表や面接、事故や怪我などの緊急事態や驚き、激しい運動、重い荷物を持ち運ぶ作業、睡眠不足や夜ふかし、生活リズムの乱れ、将来への不安や心配事、恐怖を感じる状況やコンテンツ（ホラー映画など）、予定が詰まっているスケジュール、遅刻しそうな場合や時間が足りないと感じる状況、コーヒーやエナジードリンクなどカフェインを含む飲料の過剰摂取などです。

これらの場面では、交感神経が活発になり、身体が「戦うか逃げるか」の反応を示すことで、**心拍数の増加、血圧の上昇、呼吸の速さの増加**などの変化が起こります。これらの変化は短期間であれば問題ありませんが、**長期間続くと心身の健康に悪影響を及ぼす可能性**があります。

そのため、**適度なリラックスやストレス管理が重要**なのです。

目の疲れに要注意

現代社会では、パソコンやスマートフォン、テレビなどを長時間使用することが多く、**目の疲れ（眼精疲労）**が頻繁に発生し、**乾燥や痛み、頭痛や肩こり、視力の低下、集中力の低下などの症状**が起こります。

実は、**このことが骨盤の動きを悪くし、妊娠出産にとっては、かなりマイナスに影響**してきてしまうのです。

目と蝶形骨と後頭骨と仙骨の繋がり

眼球は7つの頭蓋骨《ずがいこつ》（前頭骨・蝶形骨《ちょうけいこつ》・上顎骨《じょうがくこつ》・頬骨・涙骨・篩骨《しこつ》・口蓋骨《こうがいこつ》）が構成する目の窪み（眼窩《がんか》）の中にあり保護されています。目の奥に位置する蝶形骨には、視神経が通る穴が存在します。後頭骨は頭蓋骨の後部にあり、脊髄《せきずい》と脳を接続する大後頭孔が含まれています。仙骨は背骨の下部にあり、脊髄の末端部分を保護しています。

これらの骨は、**脳脊髄液の流れに関与する重要なポイント**となります。**仙骨は後頭骨と連動して脳脊髄液を全身に循環させ、身体全体の姿勢や安定性を保つ役割**も果たします。

脳脊髄液とは

脳脊髄液は、脳と脊髄を取り囲む透明な液体で、生命維持に不可欠な多岐にわたる重要な役割を担っています。

主な役割は、**脳と脊髄の保護、浮力の提供、恒常性の維持、代謝のサポート、栄養供給と老廃物の除去、脳圧の調整、そして免疫防御です。**

脳脊髄液は、脳室（脳の中の空洞）にある**脈絡叢**という特殊な組織で主に生成され、側脳室、第三脳室、第四脳室といった脳室系を通り、脳と脊髄を覆うくも膜下腔を循環し、最終的にはくも膜顆粒を通って静脈に吸収されます。この循環は、**脳の健康と神経系の正常な機能を維持するために極めて重要**です。

目の疲れと脳脊髄液の流れの関係

現代医学の視点からは、成人の頭蓋骨は強固に連結されており、目に見えるほどの変位を起こすとは考えにくいかもしれません。しかし私は、20年以上、**脳脊髄液の微細なリズムや緊張の変化を手を通して感知し調整する「頭蓋仙骨療法」**を施術してきましたので、その視点からお話しします。

目を使いすぎると、眼球を動かす筋肉やその周囲の筋肉が緊張します。この緊張は、頭蓋骨の蝶形骨やその周辺に影響します。

蝶形骨の微細な動きや緊張の変化は、後頭骨や、それに連動して動く仙骨にも波及し、頭蓋骨全体の連動した動きにより、**脳脊髄液の流れにも影響**を及ぼします。

長時間のデスクワークやスマートフォンの使用は、首や肩、背中の筋肉を緊張させ、不良姿勢を引き起こします。不良姿勢は仙骨の位置や動きにも影響を与え、脳脊髄液の流れを妨げます。

目の疲れに伴うストレスや緊張は、自律神経系にも影響を与えます。交感神経が優位になると、血管が収縮し、脳脊髄液の流れにも影響を与えます。

このように、**目を使いすぎることは、交感神経を優位にし、眼精疲労を引き起こし、その結果、頭蓋骨の蝶形骨や後頭骨、さらには仙骨に影響を及ぼし、腰痛の原因にもなります。**

これらの骨の微細な位置変化や動きは、脳脊髄液の流れに影響を与え、全体的な健康や脳の機能に影響していくのです。

日々のセルフケア

仙骨を圧迫しないように姿勢を改善する（坐骨で座る）、適切な休息、目の温湿布、両足先を内旋させて目を閉じて2〜3分両耳を持つ、内関穴を刺激する、歩く、適

度な運動などで、これらの影響を軽減していくことができます。
日々の積み重ねが身体を作ります。意識して出来る事から日々実践してください。

ReMOVE! stretch（リムーブストレッチ）

実は、私の夫が還暦を過ぎた頃、立て続けに5〜6回ぎっくり腰になり、いろんな整体を試しましたが、一時的には痛みが軽減するものの、再発が続くという状態になっていました。

そのときに出会ったのが **ReMOVE! stretch** です。毎日朝晩15分程のパーソナルプログラムを始めて以来、3年以上経ちますが、一度も再発することなく元気に過ごしています。**日々の積み重ねが大切**であることを実感しています。

若い皆さんは、まさか自分たちが年老いていくなんて考えたくもないと思いますが、**若いときから老化が始まっていた**ということを今なら理解できます。**ぜひバランスの取れた本来の姿勢を身につけ、キープしていただきたいと願います**。興味のある方は、検索してみてください。当院でも、妊婦さん向けのクラスを定期的に開催しています。

＊ **ReMOVE! stretch** は、**自分で自分の体を整える習慣を身につける**ための運動メソッドです。**痛みや違和感は「筋骨格の機能失調」が原因であり、その機能失調を解消するために、個別のプログラムで体を動かしてリビルディングする**方法です。

5 ✳ 適度な運動と過度な運動

適度な運動

適度な運動は、体の健康を維持・向上させるために、とても大切な役割を果たします。

運動をすることで**血液循環が良くなり、体温が上がり、免疫力も高まります**。また、**筋力や柔軟性、持久力が向上する**だけでなく、**気分を高めるホルモン（エンドルフィン）がたくさん分泌され、ストレスや不安が軽減される効果**も期待できます。

さらに、運動によって脳の血流が増加することで、**神経細胞の成長を助け、認知機能の維持や向上**に役立ちます。また、運動は**食欲を正常に保ち、消化器官の働きを活発にする**など、内臓機能にも良い影響を与えます。その結果、**睡眠の質が向上**するなど、日々の生活の質を高める効果もあります。

運動を習慣にすることで、体力やスタミナが増し、心身ともに健康な状態を保つことができ、長い目で見て、より健康で充実した人生を送ることができるでしょう。

成長期における適度な運動が妊娠出産に与える影響

成長期における適切な運動習慣は、将来の妊娠・出産に様々な好影響をもたらします。

まず、運動は**骨の健康**に貢献します。成長期の運動は骨形成を促し、骨量を十分に蓄えるため、妊娠中の骨量減少を抑え、将来の**骨粗しょう症のリスクを軽減**します。

また、運動は**全身の筋力と持久力**を高め、妊娠中の身体への負担を軽減し、**分娩時の体力を維持**するのに役立ちます。特に、骨盤底筋群を適度に鍛えることは、分娩時の**会陰の損傷リスクを低減**し、**産後の尿失禁を予防**する上で有効です。骨盤底筋群の柔軟性向上は、**スムーズな分娩につながる可能性**があります。

さらに、適度な運動は**性ホルモンの分泌バランスを整え、規則正しい月経周期を維持**する上で大切な役割を果たします。**規則正しい月経周期は、将来の妊娠の可能性を高める**ことにつながります。

運動は、**ストレスホルモンであるコルチゾールの分泌を抑える**効果を持ち、**将来の妊娠・出産期における精神的な健康を保つ上でも良い影響**を与えます。また、運動は**心臓や血管の機能を高め、妊娠中に重要な母体と胎児間の良好な血流を維持す**るのに役立ちます。

加えて、**適切な体重管理**は、妊娠中の母体と胎児の健康を維持するために欠かせません。**成長期からの運動習慣は、適切な体重増加を促し、妊娠中の合併症のリスクを減らすことにつながります。**

お産には呼吸がとても大切です。特に赤ちゃんと息を合わせることが安産に大きく影響します。**適度な運動によって呼吸機能が向上**すると、母体と胎児に十分な酸素を供給出来るようになります。

これは、**出産時の母体の体力や胎児の健康状態を保つのにとても重要**です。また、呼吸筋が強化されることで、**陣痛中の息みや呼吸法が実践しやすくなり、出産時のストレスや緊張を軽減し、母体のリラックス状態を促します。**さらに、効率的なガス交換と酸素供給は、**組織の修復と疲労回復を促すため、産後の体調管理にも良い影響**を与えます。

このように**呼吸機能の向上は、お産と産後のプロセスをサポートし、母体と胎児の健康を守る上で重要な役割**を果たします。

過度な運動

しかし、**過度な運動**は、筋肉や関節に負担をかけ、怪我のリスクにつながります。また、体の免疫システムが低下して病気にかかりやすくなったり、**慢性的な疲労**により体力や運動能力が低下したりします。さらに、運動を脅迫的に続けると、ストレスや不安が増し、**精神状態に悪影響**を与える可能性があります。

成長期における過度な運動が妊娠出産に与える影響

成長期における過度な運動は、将来の妊娠・出産にどんな影響を及ぼす可能性があると思いますか?

成長期に過度な運動を行うと、**骨の正常な成長が妨げられる**ことがあります。特に女性の場合、**骨盤の発達が不十分**になることで、**経腟分娩が困難になる**など、出産時の合併症のリスクが高まる可能性があります。

また、過度な運動は**ホルモンバランスを乱し、生理不順や無月経を引き起こす**ことがあります。これらの症状は、将来的な妊娠に影響を及ぼす可能性があります。

成長期には十分な栄養摂取が不可欠ですが、過度な運動はエネルギー消費を高め、**栄養不足**を招く可能性があります。特に**カルシウムや鉄分の不足**は、妊娠中に重要な役割を果たすため、妊娠中の合併症のリスクを高める要因となり得ます。

さらに、筋力が過度に発達し、柔軟性が不足すると、出産時に会陰が十分に伸展しにくくなったり、骨盤の動きが制限されたりするため、**会陰切開や帝王切開のリスクを高める**要因となり得ます。

「**過ぎたるはなお及ばざるが如し**」という言葉があるように、何事も過度は良くありません。体の声を聞きながら、過度にならないよう気持ちよく楽しんで体を動かしましょう。

成長期は、将来の健康のための土台を作る大切な時期です。無理な運動は避け、バランスの取れた食事、十分な睡眠、適度な運動を心がけましょう。

6 ✳ 音楽と呼吸、そして安産の関係

「**音楽に携わる人は安産である**」という経験則があります。例えば、クラシックのオペラ歌手、ビオラ奏者、吹奏楽経験者など、歌唱や楽器演奏をする人は、比較的安産だったという事例をいくつか経験しています。

歌を歌うことは、**呼吸機能を高める**ことと深く関わっています。歌唱では、横隔膜や肋間筋といった呼吸に使われる筋肉を意識的に使うため、これらの筋肉を鍛える効果があるのです。これによって、深い呼吸や長く息を吐き出すことが可能になり、呼吸の効率がよくなります。また、歌唱では息継ぎやフレーズごとに息を使い切るため、呼吸のタイミングや量をコントロールする能力が鍛えられます。この能

力は、酸素を効率よく使うことを助け、日常生活や運動中の呼吸を楽にします。さらに、歌うことで普段より深い呼吸をするため、**肺活量が増える**ことも期待できます。歌うことは**リラックス効果**もあり、**ストレスホルモンの量を減らし、深く安定した呼吸を促します。**これらのことから、歌唱は呼吸機能を高める効果的な方法であり、楽しく続けられる活動と言えるでしょう。

吹奏楽も同じように、呼吸と深い関わりがあります。私自身、学生時代に吹奏楽を経験しましたが、吹奏楽は体育会系の部活動に近いところがあり、腹筋や背筋を鍛えたり、持久力を高めるためのトレーニング（例えば、マラソンなど）をよく行っていました。これらのトレーニングは、肺活量を増やし、演奏のパフォーマンスを向上させました。弦楽器の場合でも、演奏を表現するために呼吸を意識することが大切です。

このように、**音楽と呼吸機能は密接につながっていて、リラックス効果もあることから、結果的に安産につながっているのではないかと考えています。**

7✴からだ作りは年齢に無関係

妊娠出産は、体の準備状況によって大きく左右されます。**適切な体の準備が整っていると、高齢でも自然妊娠や安産が可能ですし、若くても体が整っていない場合は不妊や難産になる可能性**があります。

マクロビオティックの観点から考えたとき、**心も体も中庸《ちゅうよう》であることがとても大切**で、**中庸な食事と規則正しい生活が体を最適化**します。

適度な運動をして体力を維持することで、陣痛や分娩時に必要な力を発揮しやすくなり、特に、骨盤底筋が柔軟であれば、出産時の負担が軽減され、会陰切開のリスクが減ります。

また、適切なストレッチや体操が骨盤周りの柔軟性を高め、胎児が産道を通りやすくなり、出産がスムーズに進みます。

中庸な食生活により、**自律神経やホルモンバランスが整う**ことで、妊娠の維持や出産準備に役立ちます。また、**カルシウム、鉄分、葉酸《ようさん》などの不足しがちな栄養を食べ物から摂取する**ことも大切です。そして、**化学物質やお酒、タバコ、カフェインなどの有害物質を避ける**ことは、母体と胎児の健康に直結します。

一般的に、**高齢出産（35歳以上の初産婦、40歳以上の経産婦）はリスクが高いとされていますが、体がしっかり整っていれば、そのリスクはかなり軽減されます。**

健康な妊娠・出産を目指すためには、年齢にかかわらず、心と体の準備がとても重要なのです。と同時に医療による定期的な健康チェックをきちんと受け、異常の早期発見と健康管理をしていくことが大切であるのは言うまでもありません。

中庸なからだ作りの目安　～毎朝アラームなしで起きられる～

毎朝アラームなしで目が覚めるということは、規則正しい睡眠パターンが整っていて、自然な体内時計（サーカディアンリズム）が維持されている状態です。

そうなると深い睡眠が得られるため、心身が十分に回復し、免疫力が高まります。

また、自分自身にとって十分な睡眠時間が確保されることで、脳や身体の修復の促進、ストレスの軽減、感情の安定、集中力や記憶力の向上にも繋がります。

さらに、アラーム音による不快感を避けられることで、朝のストレスが軽減され、気持ちよく一日を始められます。

生活習慣が整っていて、日中の活動や食事の時間が一定であることで、体内時計が安定し、消化器系の健康やエネルギーレベルが維持されます。

これらのことから、日中の活動力が高まり、生活の質が向上します。ポジティブな心理状態も維持しやすく、快適な睡眠環境を整えることで、さらに良質な睡眠をサポートします。

このように、**アラームなしで自然に目覚めることは、全体的な健康と幸福感の向上に大きく影響**します。

朝、自然に目覚めるためにどうすればいいのか。まず、**夕食を遅くとも19時まで**

に食べ終わること、出来れば18時くらいが理想です。夕食を重くしないことも大切です。夜間に消化の負担が大きくなる程、睡眠の質が悪くなり、目覚めも悪くなります。**ガッツリ食べるなら、昼食**にしましょう。

蚊に刺されない

蚊に刺されないことは、体温と新陳代謝のバランスが良い中庸の状態を表します。

蚊は温度に敏感で、体温が高く新陳代謝が活発な人を好むため、バランスが取れた体温と代謝を持つ人は刺されにくい傾向があります。

また、健康な皮膚は天然のバリア機能が強く、清潔な状態を保つことで蚊が寄り付きにくくなります。さらに、蚊は汗に含まれる乳酸やアンモニア、二酸化炭素などを感知して引き寄せられるため、これらの成分がバランス良く分泌されていることも重要です。

一部の研究で特定の血液型（O型など）が蚊に刺されやすいことが示唆されてい

ます。**健康的なライフスタイルや食生活**も、代謝や免疫機能に影響を与え、蚊に刺されにくい体質を作る助けになります。**特にビタミンB1を多く含む食品が蚊を遠ざける効果**があるとされています。

ただし、これらの要因には個人差があるため、すべての人に当てはまるわけではありません。

私個人としては、血液型がO型ですが、蚊の存在にも気づかないほど蚊が寄ってこないこともあります。しかし、**陰性の食品（お酒や甘いもの）を食べると、たくさんの蚊が群がってきたという経験**があります。

精神的ストレスも体を陰性にしますので、ストレス管理も蚊に刺されないためには大切な要素と言えるでしょう。**蚊に刺されやすい人は、しっかり意識して体に向き合ってください。**

月経は生理痛がなく規則的な28日周期である

生理痛を軽減するためには、エストロゲンとプロゲステロンのバランスが整っている状態であること。また、適度な運動やストレッチにより、子宮や骨盤周りの筋肉や組織の血流が良く柔軟性があることが関連します。

また、**体が陰性に傾いていると、出血量が多くなったり、生理痛が重くなったり、月経周期が長くなったりします。**体を陰性にする食事の代表としては、**甘いお菓子やアイス、乳製品、南方の果物、カレーなどの香辛料の入った暑い国のお料理など**があげられます。

陽性体質の場合は、月経周期が短く、経血量も少なく、排卵できないこともあります。体を陽性にする食べ物は、**お肉やお魚、卵などの動物性のタンパク質や、塩気の強いもの**です。

中庸の人は、28日周期で規則的に生理があり、多くも少なくもない適度な経血量

で4～5日で終わり、生理痛も軽かったり、なかったりします。

繰り返しますが、**体を中庸にする食べ物は、穀類やお野菜を中心にした日本古来の伝統食**です。

バランスの取れた食事は、ホルモンバランスの維持に重要であり、特にマグネシウム、カルシウム、ビタミンB群、オメガ3脂肪酸などの栄養素が豊富な食事を心がけましょう。

また、食事が整うと、ストレスも感じにくくなり、ストレス管理がうまくできていると、ストレスホルモン（コルチゾールなど）の分泌が抑えられ、生理痛が軽減されることがあります。

規則正しい生活習慣も体全体の健康を保つ要因で、睡眠の質の向上や体内リズムの安定が生理痛の軽減に関わります。

このように、**全体的な健康状態と生理痛は深い関わりがある**ため、体作りの目安にしていただけたらと思います。

Chapter 5
赤ちゃんの運動と知能発達

1 ＊ 赤ちゃんからのからだ作り

将来のためのからだ作りは、いつから始めるのが理想でしょうか？　早ければ早いに越したことはありません。つまり、**究極のところ、生まれてすぐ**から1歳までに始めるのが理想といえます。

母乳と赤ちゃん

母乳には成長に必要なタンパク質、脂肪、ビタミン、ミネラルがバランスよく含まれており、赤ちゃんの成長と発達をサポートするために最も自然で完全な栄養源です。

また母乳には免疫グロブリンや抗体が含まれており、これにより赤ちゃんは感染症から守られます。特に**初乳には免疫成分が豊富**で、**赤ちゃんの免疫システムを強化する**効果があります。母乳は赤ちゃんの**消化器官に優しく**、便秘や下痢のリスクを減少させます。また、**アレルギーのリスクも低くなります。****授乳は母親と赤ちゃんの間の絆を深める時間**となります。このスキンシップは、赤ちゃんの情緒的な発達にも良い影響を与えます。**母乳で育った子供は知能指数（IQ）が高くなる傾向があるとされています。**

また、母乳を飲む動作は、哺乳瓶での授乳とは異なり、**赤ちゃんの顎《あご》、口腔内の筋肉、および舌の発育を促進**します。この吸啜《きゅうてつ》動作は、赤ちゃんが母乳を飲むために強い吸引力を必要とするため、**顎の筋肉や骨の発達が促進**されます。

顎が適切に発達することで、歯が正しい位置に生えやすくなり、**将来的な歯並びの乱れ（不正咬合）のリスクが減少**します。これにより、矯正治療が必要になるリスクが低くなります。顎の発達が適切であれば、口腔と鼻腔の空間が十分に確保され、**鼻呼吸が促進**されます。鼻呼吸は空気を温め、湿らせ、ろ過する役割があり、これによって**感染症のリスク**が減少します。

また、口呼吸の習慣がつきにくくなり、これが歯並びの問題や口腔の健康に悪影響を与えるのを防ぎます。

顎の筋肉や骨の発達は、後の**言語発達にも影響**します。顎や口の構造が適切に発達していると、発音がより明瞭になりやすく、言語能力の発達をサポートします。顎を含む顔面の骨格がバランスよく発達することで、**顔の形状が整います**。

これにより、噛み合わせの問題や顎関節症のリスクが低減されます。母乳育児は赤ちゃんの消化機能にも良い影響を与えます。哺乳瓶と比較して母乳は消化が良く、**腸内の健康な細菌の発育を促進し、免疫機能を強化**します。

質のよい母乳を作るには母親の食事がとても大切です。脂肪分、ビタミン、ミネラル、水分など、母親の食事がバランスの取れたものであれば、母乳の質も高くなります。

主食、主菜、副菜を含むバランスの取れた食事は、母乳を通じて赤ちゃんに必要な栄養素を供給します。また、母親の食事の質が向上することで、母乳の味や香りにも変化が生じることがありますが、**これは赤ちゃんに様々な食味を経験させる機会となり、将来的な食習慣に影響を与える**ことがあります。

昔、娘が18歳になったら母親が教えたこと

赤ちゃんを産んだら、自然と母乳が出て、母乳育児ができると思っている人は、意外と多いのではないでしょうか。しかし実際は、思った以上に苦労する人が少なくありません。それはなぜでしょうか。

乳首の形には個人差があり、扁平だったり、短かったり、大きすぎたり、小さすぎたりすることがあります。また、赤ちゃんは力強く吸うため、乳首が赤くなったり、傷ついて痛くなったり、出血したりすることもあります。「お産よりも痛い」と感じる人も少なくありません。母乳育児をスムーズに進めるためには、事前の準備が大切なのです。

私が看護学校の3年生の時に、母性看護学の先生から教わったことがあります。**「昔は、娘が18歳になったら、乳首の手入れを教えたものだ」**と。何のために手入れをするのかというと、乳首を**赤ちゃんが吸いやすい形**に整え、吸われても傷つかないような**伸展性と柔軟性**を持たせるためです。お風呂に入った時に、乳首を丁寧に洗い、軽くマッサージするだけでも、効果があります。私自身、この話を聞いたのが18歳の時で、その後、長男が生まれた26歳まで、8年間手入れを続けていました。そのおかげで、母乳の出も良く、傷つくこともなく、順調に授乳をスタートできました。もし**不安があれば、専門家に相談し、早めにお手入れを始めることをお勧めします。**

赤ちゃんの運動発達と支援：すべての赤ちゃんのために

「元気に育ってほしい」と願い、大切に育ててきた赤ちゃんが、保育園や幼稚園に通う頃になり、「**発達障害**」という診断を受け、戸惑い、悩むお母さんたちが増えています。発達障害の診断は専門家に委ねるべきですが、そうなる前にできることはないか、私自身も課題として考えてきました。

私の恩師である**藤牧経乗先生**が主宰されている「たなこころC．S．T．こども機能発達センター」（奈良県）では、**ドーマン法と頭蓋仙骨療法**（頭蓋骨と仙骨の間のリズムに着目し、手技によって身体の歪みや機能低下を調整する療法）を統合した発達支援を行っています。40年以上の臨床経験を持つ藤牧先生は、**障害児の発達支援に加え、生まれたばかりの赤ちゃんへの早期支援の重要性を提唱し、助産師の教育を通して、出産直後からの発達支援の普及に尽力されています。**

私自身も20年前に頭蓋仙骨療法を学び、10年前には発生学研究コースと子どもの成長発達研究コースを奈良で受講しました。２０２０年からは3年半、藤牧先生を当院にお招きし、年4回の「赤ちゃん発達クラス」を開催。全国の助産師と共に学び、研鑽を深めました。その後は、私が講師となり「赤ちゃん発達くらぶ」という講座を2ヶ月に一度、当院で開催しています。

個体発生と系統発生、そして発達支援への示唆

「**個体発生は系統発生を繰り返す**」という言葉は、19世紀にエルンスト・ヘッケルが提唱した反復説（生物発生原則）に基づくものですが、現代生物学では否定されています。しかし、**個体発生が進化の過程で獲得された遺伝情報に基づいて進行し、系統発生と関連があることは否定できません。**

グレン・ドーマンとカール・デラカートが提唱した**ドーマン法**は、脳の発達と運動発達の密接な関連に着目した療育アプローチです。**脳の可塑性に着目し、運動刺激が脳の発達を促す**という経験的な知見に基づいています。

藤牧先生は、長年の学びと臨床経験から、「**生まれた赤ちゃんが歩き始めるまでの間に自然に示す運動パターンは、『サカナ、カエル、トカゲ、サル』の順に発達し、それに伴って脳幹が刺激され、原始反射の統合（生まれつき備わっている反射的な運動。成長とともに消失していく）が促され、神経細胞が発育していく**」と述べて

います。これは、赤ちゃんの発達段階における運動パターンの詳細な観察に基づく貴重な知見です。

藤牧先生は、**この運動パターンを意識的に支援すること、そして頭の形や体の歪みによる機能低下を頭蓋仙骨療法で改善することで、赤ちゃんの発達を総合的に支援すること**の重要性を強調されています。

私自身、講座や個別ケアを通して、自宅で運動サポートをしっかりと実践された赤ちゃんに、**歩き始め後の歩行の安定性、運動能力、言葉の発達などの良い影響**が多く見られることを経験しています。特に、発達に課題を抱えるお子さんには、顕著な効果が見られる場合も少なくありません。

この発達支援は、**全ての赤ちゃんにとって重要なアプローチ**になり得ると考えていますが、その効果やメカニズムについては、今後の研究によって広く知られることを期待しています。

①サカナ

お腹の中で羊水に浮かんでいた赤ちゃんは、生まれた途端に地球の重力にさらされます。**戸惑いながらも、少しずつ重力に対抗しようと、体をくねらせながら姿勢の取り方を学んでいきます。**

この体をくねらせる動きは、魚の動きと類似しています。

この時期に大切なのは、常に仰向けで寝かせるのではなく、うつぶせ遊びを取り入れることです。**大人が見ている状況で、硬めの平らな場所にうつぶせにしてあげましょう。**延髄を刺激します。

また、**授乳の際は左右交互に**乳房を変えることで、原始反射の一つである非対称性緊張性頸反射の統合が促されます。**ミルクの場合も、哺乳瓶を左右交互に持ち替えて**飲ませるようにしましょう。

②カエル

初期の腹這い（ずり這い）は、お腹を床につけた状態で、左右の手足を同時に動かす**同側性の運動**です。この動きは、カエルが跳ねる動きと似ています。**うつ伏せになっている赤ちゃんの両膝を軽く曲げ、足の裏に大人の手を添えてしっかり支えてあげると、赤ちゃんは両足で床を蹴って前進**しようとします。脳橋を刺激します。

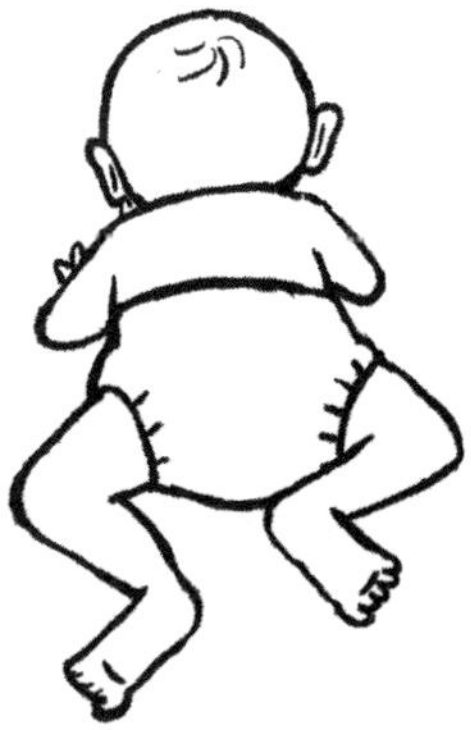

足の親指で床を蹴って前進。この運動が知能を発達させるので大切と言われている

③トカゲ

完成された腹這い（ずり這い）は、右手と左足、左手と右足を交互に動かす交差の運動です。この運動は、**身体の中心に軸を作る**のに役立ち、**中脳と身体の発達**に

非常に重要です。**蹴り出す足の指がしっかりと地面を捉えていること**が大切で、**足の裏にアーチ**が形成され、**安定した歩行**につながる足の発達を促します。

腹這いの交差の動きのパターンが確立すると、高這い（ハイハイ）へと移行します。高這いでは、**足の甲を床につけている**ことが重要です。これは、歩行時に足を一歩前に出すための準備となります。

これらの運動は、**視覚機能、平衡感覚（三半規管）、中枢神経系、呼吸器系や内臓諸器官の発達を促し、嚥下・咀嚼といった口腔機能や、その後の言語発達にも影響を与えると同時に、全身の筋肉や骨盤の寛骨の発達にも寄与**します。これらの発達を促すためには、**安全な環境で、赤ちゃんの意欲を尊重しながら、腹這いや高這いを十分にさせてあげましょう**。

④サル

移動のほとんどを高這い（ハイハイ）で行うようになると、**つかまり立ち**をするようになり、そのままかかとを上げ下げする動作が見られるようになります。移動

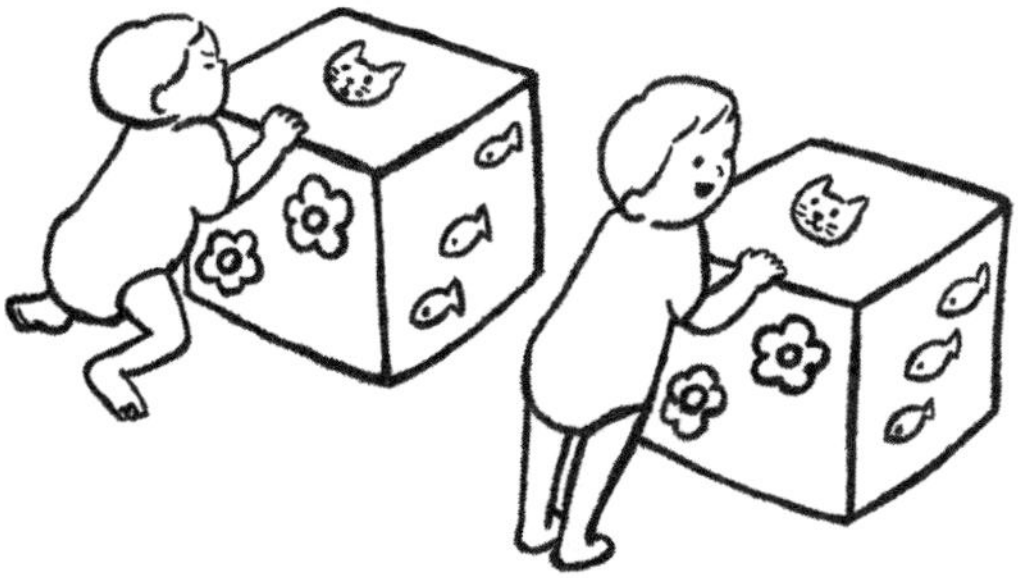

つかまる物を見つけると立とうとする。しかし這い這いを充分してから立つように

は引き続き高這い（ハイハイ）で行い、つかまり立ちを繰り返すうちに、次第に**ゆっくりと手を上げながら一人で立てる**ようになります。**バランスを取りながら、最初は右手右足、左手左足という同側の動きで歩き始めます**。これは、**テナガザル**の動きとよく似ています。その後、腕が下がり、それに伴い内臓の位置も下がることで重心が変化し、口腔内にも変化が現れ、徐々に左右の手足を交互に動かす**二足歩行（交差の運動）**ができるようになっていきます。これは、チンパンジーの歩き方に近いと言えるでしょう。この交差の運動は、**大脳を刺激**します。

赤ちゃんの発達に寄り添ったサポートは、**単に早く成長させることを目的とするのではなく、赤ちゃんが心身ともに健やかに成長するための土台作り**

となります。**愛情と理解を持って寄り添い、適切なサポートを提供することで、赤ちゃんは本来持っている可能性を最大限に伸ばしていくことができる**でしょう。

初期の発達段階での適切なサポートは、将来の課題への適応力を高めます。問題解決能力や適応力を身につけ、成長に伴う**新しい挑戦に対して柔軟に対応**できるようになります。

また、達成感を体験することで、**自己肯定感が育まれ、**成功体験を積むことで、**自信を持ち、前向きな姿勢で生活や学びに取り組む**ことができます。

このように、**生まれてから1歳までの発達の過程を適切にサポートすることはとても大切**です。子供の成長や発達は個人差がありますので、一人ひとりに合ったケアを提供することが重要です。

バランスの取れた栄養、水分補給、運動と遊び、適切な睡眠、健康状態のチェック、愛情豊かな関係と安定した安全な環境を提供することが健康を支えるための基本です。そのことで子どもは健全な成長を遂げ、将来にわたって強い基盤を持つことができます。

2 ✳ 少子化について思うこと

世間では、少子化が問題とされていますが、**助産院で出産する人たちには多産の方が多い**ように思います。少子化の根本的な原因については、一般的に社会や経済の変化が大きく影響していると考えられています。

例えば、価値観の変化による結婚しない選択、ライフスタイルの変化、核家族化、経済的負担、キャリアの優先、仕事と家庭の両立の難しさ、子育てのサポート不足、保育園の入園難、親の介護、将来への不安、お産に対する恐怖、不妊症、環境汚染など、多くの要因が絡み合っています。

一方、助産院で出産する人たちには3人、4人、5人、6人、7人と多くの子どもを持つ方がいらっしゃいます。では、彼女たちは全ての困難な問題を解決したから子沢山なのでしょうか？

必ずしもそうではありません。むしろ、**お産が楽しかったり、子どもが愛おしくてたまらないというポジティブな体験が、再び子どもを持ちたいという気持ちにつながっている**のです。

病院で出産した人の中には、「ひとりぼっちで寂しかった」「痛みが辛くて二度と産みたくない」と感じる方もいます。誰しも辛い経験を何度も繰り返したくはありません。**楽しく、幸せなお産を経験すれば、また子どもを持ちたいと思うのは自然なこと**です。

世の中の情報を見たとき、お産に関するネガティブな情報のほうがポジティブな情報を圧倒的に上回っています。辛い体験を乗り越えて頑張った自分を認めてもらいたいという感情がベースにあり、辛かった体験ほど人に聞いてもらいたくなるものだからです。

お産に関して、自然に妊娠して、安産で産んだという話は、あまり表立っては取り上げられません。それは特に特別なことではないと思われていたからです。しか

し今の時代、そのことがどれだけ特別で稀有《けう》なことかを、改めて知ってほしいと思います。

子育てがしやすい社会環境を整えることも必須ですが、**まずは自然なお産がどれほど幸せで心地よいものであるかを多くの人に知ってもらうことこそが、少子化対策の重要な一歩なのではないでしょうか。**

3✳「逃げの無痛分娩」と「攻めの無痛分娩」

「逃げの無痛分娩」とは

無痛分娩の問題点として、私が危惧するのは、**それを選ぶ時の心構え**です。**痛み**

を取って楽にお産ができる、病院が何とかしてくれる、と思って選ぶ人が多いのではないでしょうか。

そのこと自体が、**いのちと真剣に向き合うチャンスを逃しているように**思います。それが〝**逃げの無痛分娩**〟です。

「痛いのは嫌」では、一体何から逃げているのでしょうか。果たして痛みから逃げているだけなのでしょうか?

では**陣痛にはなぜ痛みがあるのでしょうか**。実は、痛みによってお産が誘導されるのです。痛みを感じることで、意識をそこに向けることができます。無痛分娩を経験した方ならおわかりになると思いますが、痛みがないと、どうやって息めばいいか、そのタイミングがわかりにくいのです。

例えば、便意を感じるときには自然に息むことができますが、便意がないのに「息んでください」と言われても難しいものです。どこに力を入れたらいいのかわからず、しかも全力で息む必要があります。

無痛分娩には、良い面も悪い面もあります。痛みや緊張が取れる反面、感覚が鈍り、力も入りにくくなります。

その結果、吸引分娩やお腹の上から押すという**更なる医療介入が必要になる**ことがあります。会陰切開も当然行われます。その時は痛くなくても、後が痛くて大変なこともあります。

結局、痛みからは逃れられません。さらに、麻酔の副作用で吐き気や嘔吐、頭痛、腰痛など、産後が余計に辛くなることもあります。そうなると、赤ちゃんのお世話どころではなくなります。

これが、あなたが選んだ〝逃げの無痛分娩〟です。痛みから逃げるということは、人生から逃げることとも言えます。**逃げても逃げても追いかけられる「痛み」というテーマ。どこかでちゃんと向き合う必要があるでしょう。**

こういうことを言うと、絶対に嫌われるでしょう。昭和のおばさんの戯言といわれてしまいそうですね。

だってね、**陣痛は赤ちゃんからの「生まれたい」というメッセージなのです。リラックスしていると、痛みとまどろみが交互に来て、痛みの時間より長いまどろみ**

の時間をじっくり味わい、痛みの波に乗って、呼吸を合わせて息むと、赤ちゃんが産道をぐーっと降りてきます。

あ〜なんて気持ちいいんだろうって、**至福のお産を体験した私としては、そのメカニズムを知り、最高の自然なお産とそれに続く充実した子育てと幸せを体験してほしい**と思います。これは老婆心からの願いなのです。

ただ、時代はどうやらそうではなくなってきたようです。

「攻めの無痛分娩」とは

そんな疑問を抱いていると、ある無痛分娩に関わる機会が訪れました。

彼女は最初から無痛を選択しており、「**痛いのは嫌だ。そして計画的に出産すれば予定が立てられるから、何も心配しなくていい**」と考えていました。これが**計画無痛分娩**です。

私は、この方法がとても好ましくないと考えています。なぜなら、**大人が勝手に**

計画する時点で、赤ちゃんの意思が尊重されていないからです。もちろん、赤ちゃんにきちんと説明した上で双方納得している無痛分娩もあります。

例えば、持病があり命に関わる可能性がある場合や、自然に陣痛が始まってから無痛に切り替える場合などです。精神的に肉体的に緊張が強く、交感神経が優位になって、リラックスできずに、身体が緩まない状態のときは、無痛にすることでリラックスできて、お産が順調に進むケースもあるからです。

しかし、彼女の考えに納得する部分もありました。それは、彼女が選んだ出産日が、彼女が信頼している占いで最高の吉日だったことです。親として、子供の幸せを思う気持ちには共感できました。

また、彼女は第一子のときに助産院での出産を希望していましたが、破水から始まったお産でタイムリミットになり、結果的には病院で陣痛を促進し、無痛分娩になりました。

自然の痛みも体験していて、それだけはもう味わいたくないと思ったとのこと。その反面、今回の妊娠では、初期から第一子のときに学んだ経験と反省を元に、お

産の準備や、食事、運動など、しっかり取り組み頑張ってきたと言います。

今回も、**当院のお産クラスに参加し、個別に健康相談にも来てくれました。**彼女は**無痛で生みたいけれど、へその緒の拍動が止まるのを待ってもらいたい**と考えており、**産後は歩かずに骨盤ケアを受け、7号食のお粥を食べて過ごしたい**という希望を持っています。そのため、**お産直後からバースハーモニーに戻りたいと希望**しています。彼女ならではの**贅沢なプラン**です。

嘱託医の先生は、そのプランを全て受け入れてくれました。計画通り、前日から入院し、子宮の中に風船を入れて一晩置いて、翌朝から誘発剤の点滴を開始しました。しかし、いつまで経っても生まれる気配はなく、結局は、〝最高の吉日〟に生まれてきてはくれませんでした。

翌朝、彼女から電話がかかってきました。「今日は、もう無理して産みたくない。できたら家に帰りたい」しかし、さすがに、4センチ開いた経産婦を少し遠い自宅まで返すのは難しいと判断された先生が、「バースハーモニーになら戻ってもいいよ」と許可を出してくれました。車で10分ほどの助産院に、思いがけない形で戻ることになりました。

助産院では、岩盤浴のベッドで休んでもらい、岩風呂に入ってもらい、たまたま月1回の整体の日だったので、凄腕整体師の中島先生にも診てもらったりすることができました。赤ちゃんから対話のリクエストがあったので、対話士さんに連絡し、翌朝9時にクリニックに戻る予定と話すと、早朝7時に来てくれて、赤ちゃんの気持ちを聞いてくれました。

赤ちゃんが話してくれたことで印象的だったのは、感情が自然にありのままでいてほしいから自宅に戻ってほしい、自宅の方が感情の波が出やすいから、陣痛の波にもつながりやすい、ということでした。

また、うなぎを食べてほしい、という要望もありました。いくら誘発とはいえ、自然の陣痛に繋がらなければいくら点滴をしても生まれない、ということを体験した彼女。陣痛を起こすのは赤ちゃんなので、赤ちゃんの声を聞くことの意義はそこにあります。

いざクリニックで自宅に帰りたいと伝えると、やはり、家には返せる状況ではないと判断されました。でもうなぎを食べに行くくらいならどうぞ、ということで、近くの鰻屋さんに行くことになりました。するとどうでしょう。そこから、自然の陣痛が始まったのでした。

クリニックに戻ると、夕方まで自然の陣痛のまま過ごし、夕方から促進に切り替えました。麻酔も入っているので、痛みもありません。しかし、なかなかうまく進まない状況が続きました。

そこで彼女が思い出したのです。**赤ちゃんを意識して、彼と一緒に呼吸を合わせること！**それに気づき、実行した途端、お産がどんどん進んで、無事にその日のうちに生まれてきてくれたというわけです。なんと、**会陰切開もせず、会陰も切れず、出血もなく、美しい無痛分娩**でした。

翌朝迎えに行くと、**「全く痛くなかった！」とキラキラした目で元気そうにしている彼女を見て、いいお産ができたことがわかりました**。そのまま骨盤を整えるためにバースハーモニーまで担架で運び、産後ケア入院をされました。

入院中、誘発してもなかなか産まれなかったことを振り返り、**「自分本位ではだ**

めなんですね」という彼女の言葉は、とても印象深く残っています。

その後、**おっぱいも良く出て、回復も順調で、麻酔の副作用も全くなく、なんなら、次は自然なお産にも挑戦してみたい**、とまで話され、元気に退院されました。

私は、彼女から大きな学びを得ました。

私の古い頭の中を、風が吹き抜けていきました。無痛分娩という選択肢を心から受け入れつつ、妊娠出産をきっかけに、「命を輝かせる産前産後の過ごし方」を多くの人に知ってもらいたい。そんな段階も必要なのではないかと。これこそが〝攻めの無痛分娩〟です。

皆さん、**自然に産むのが怖い人は、無痛でもいい。でもせめて、人生から逃げないで〝攻めの無痛分娩〟を成功させませんか。**

そして、その次に、自然なお産にも興味を持ってもらえたら嬉しい。自然なお産を経験した人たちは、また産みたい!!　と必ずいいます。**本当の幸せな自然誕生を体験してほしい。**

これこそが、一番の少子化対策なのではないかと、日々感じています。

4＊『玄米酵素ハイ・ゲンキ』との出会い

かつての日本人の食生活では、自然の恵みを活かしたシンプルで栄養豊富な食材が中心でした。季節ごとの新鮮な野菜や果物、魚介類、全粒穀物などで、ビタミンやミネラル、食物繊維をバランスよく摂ることができました。

しかし、**現代の食生活は大きく変化**しています。

便利な加工食品やファストフードの普及により、食事の準備時間は短縮される一方で、食材の栄養価が低下することが増えています。加工食品には精製された糖分や脂肪、添加物が多く含まれ、これらが**栄養バランスを偏らせる原因**となります。

また、忙しい現代生活の中で、季節感のある食材や全粒穀物を取り入れる機会が減っていることも、栄養に偏りを生じさせる要因です。

その結果、**多くの現代人がビタミンD、カルシウム、鉄分、食物繊維の不足に悩んでいます。これらの栄養素は骨の健康や免疫機能、消化の健康にとって重要です。特に成長期の子どもや高齢者、妊娠中の女性にとっては、適切な栄養摂取が健康維持の鍵**となります。

『玄米酵素ハイ・ゲンキ』

50年以上の歴史を持つ「玄米酵素ハイ・ゲンキ」は、玄米と表皮と胚芽を麹菌で発酵させた、消化の良い総合栄養食品（自然食品）です。食事の時に一緒に食べることで、**白米を食べても、玄米を食べた以上の栄養効果**が得られます。

また、**酵素の働きで食べたものの消化を助けたり、抗酸化作用（体内での水素の発生を確認）**があるため、**放射性物質や有害物質を解毒したり、細胞を活性化**させたりします。

私が玄米酵素ハイ・ゲンキと出会ったのは、かれこれ25年前のことです。夫が仕事場近くの両国でお昼を食べに入った自然食レストラン（元氣亭）で貰ってきました。

当時はマクロビオティックを自己流で実践し、長岡式酵素玄米を炊いており、玄米酵素ハイ・ゲンキはただのサプリという認識で、食事に気をつけていれば必要ないし、そういうものは邪道だと思っていて、全く興味も湧きませんでした。

それから数年たって、夫が体調不良のため食養相談を受けに行ったところ、その先生から玄米酵素ハイ・ゲンキを勧められました。なんと夫は、玄米が体に合わないらしく、胃腸が玄米を消化できてない、というのです。

私は、とてもショックを受けました。その後、夫が白米と玄米酵素を食べながら体調が少しずつ回復していくのを横目で見ながら、相変わらず自分自身への必要性は感じないまま過ごしておりました。

そして助産師として開業したときも、当然ながら、妊婦さんには、とても厳しい食事制限を課していました。お肉もお魚も、卵も、砂糖も、牛乳も、乳製品も、果物も一切取らないで、と。

一体何を食べればいいんですか⁉　と聞かれるたびに、玄米ご飯と味噌汁と納豆と海藻と漬物を一口１００回噛んで食べてね、と答えていました。ただ、玄米が消化できない可能性を考慮して、玄米粥から始めるよう指導したり、また月に一度、自宅を開放して、マクロビオティック食養料理教室を開催しました。

講師には当時リマクッキングスクールの校長先生でもあられた故松本光司先生をお迎えし、健康と安産のためのたくさんの教えを受けました。食事の処方箋（食箋）を書いていただき、きちんとマクロビオティックを実践することこそが安産への道だと信念を持っていました。

お産は命がけなのだから、そのくらいの覚悟をもってお産に臨んでほしい、と心から思っていたし、開業して10年間、実際皆とても健康で安産でした。

「食は命」。食べたものが体を作ります。とはいえ、心を無視するわけにもいきま

せん。「甘いものが食べたい、友達と外食がしたい、旅行にも行けない……」妊婦健診に来られた当時19歳の妊婦さんが、ポロポロ涙を流されたとき、はっと思いつきました。そうだ、あれだ！　玄米酵素ハイ・ゲンキ!!

本当のことを言うと、実は私は、あの味が無理だったのです。夫から勧められ初めて口に入れたとき、まずくて飲み込むことが出来ませんでした。あれから3年、自分が試しもせずに妊婦さんに勧めるわけにはいきません。まずは食後に2包試しました。あまり実感はなかったのですが、寝る前にも4包飲むと朝の目覚めが全然違う、と教えてもらい、頑張って飲んでみたところ、翌朝本当にスッキリ目覚めました。

1週間ほど続けたところ、体の感じがまるで変わっていることに気づきました。**体が軽く、疲れにくくなっていた**のです。**もっと早く始めればよかった、**というのが正直な感想でした。

それ以来、「**食事の7割は気をつけて、あとの3割は玄米酵素ハイ・ゲンキを飲んで、100%にしましょう**」というスタンスで、妊婦さんへの指導も少し緩みをもたせることが出来、メンタルの助けにもなっています。

私自身、**食事にはある程度気を使いつつも、玄米酵素を20年以上愛食**しています。おかげさまで、**更年期障害もなく、風邪を引いても順調に回復し、なにより還暦を超えた今も健康にこの仕事を続けられていることこそ健康の証**といえるでしょう。

これからも人生の相棒として、出かけるときにはバッグに常に忍ばせ、時には美味しいものも食べ、旅行にも行き、仕事も楽しんで、生涯現役人生を全うしたいと思います。

おわりに

助産院の仕事をしながらの執筆は、なかなか思うように進まず、いざ書き始めると、自分の中の思いを文章にする難しさを改めて痛感しました。その度に「このことは未来に伝えなければ」という思いが湧いてきて、なんとか書き上げることができました。

前著『まってるね赤ちゃん』の出版から11年が経ち、その間に新しい感染症やワクチンが登場し、日本では超過死亡率が50万人に達するという前代未聞の事態が起こりました。

多くの情報が溢れる中で、自分にとって何が正しいのか、何を信じればいいのか、何を選べばいいのか、答えは一つではありません。あなたにとっての正解は、あなた以外の誰も知りません。大切なのは直感を磨き、自分を信じることです。自分が出した答えこそが、自分にとっての正解なのです。人にどう思われるかではなく、自分がどう生きたいのかという視点から答えを見つけて欲しいと思います。

人生は、生きているだけで丸儲けです。やらずに後悔するより、やって後悔する方が、経験を積んだ分だけ得るものが多いはずです。せっかく地球に生まれてきたのですから、大いに楽しみ、さまざまな体験を通じてたくさんの夢を叶えて行ってください。

最後に、いつも私を叱咤しつつも助けてくれ、共に山あり谷ありの道を乗り越えてきた戦友とも言えるパートナーである夫、ゲーム好きが講じて、とうとうゲームを仕事にしてしまったゲームプランナーの長男、大地のエネルギーを込めた作物を作り、人を元気にしたいと北海道で農家になった次男、超絶に繊細な耳を持ち、気配り上手で、大好きな音楽を仕事にした三男、胎内記憶を今も覚えていて純粋で優しく癒やしの存在である四男、人生の大半を共に過ごし、多くの経験をさせてくれた家族のみんなに、ありがとう。

私を3日がかりでこの世に産み出してくれた母、癌と白血病から生還して生きる力を見せてくれた妹、天国で見守ってくれている父と弟に、ありがとうございます。

これまでの私の人生に関わってくださったすべての皆様、これから関わってくださるすべての皆様、この本を手に取ってくださった皆様、心より感謝いたします。

そして、今回も私の執筆を最後まで諦めずに待ってくださった笑がお書房の伊藤英俊さん、心よりありがとうございました。

実は、もう一つ叶えたい夢があります。もっと自然の中で、田んぼや畑を耕しつつ、生きる力を高めるためのワークショップやクラスが出来る場所（研修施設）を作りたい。その夢を描きつつ、生涯現役でいたいと思いますので、皆さん、これからもどうぞよろしくお付き合いください。

２０２５年１月

齊藤　純子

著者プロフィール

齊藤純子（さいとうじゅんこ）

バースハーモニー美しが丘助産院院長（助産師、保健師、看護師、頭蓋仙骨療法師、ライフエネルギーコーチ）。愛媛県大洲市出身、恵み豊かな自然のなかで育つ。愛媛県立公衆衛生専門学校（現愛媛県立医療技術大学）保健婦助産婦科を卒業後、日本医科大学付属第一、第二病院に勤務。結婚退職し、4人の男の子の出産を経て1999年に開業。自然なお産を探求しつつ、「あなたらしい、しあわせなお産」を実現するために、日夜研鑽している。「助産院バースハーモニー」は2017年に移転、「バースハーモニー美しが丘助産院」として新たにスタートした。著書に大ヒット『改訂版まってるね赤ちゃん』（2023年・笑がお書房）がある。

しあわせなお産にオキシトシン

2025年2月2日　第1刷発行

著　者　　齊藤純子
発行人　　伊藤邦子
発行所　　笑がお書房
〒181-0004東京都三鷹市新川4丁目25番2-404
TEL0422-29-6223
https://egao-shobo.amebaownd.com/
発売所　　株式会社メディアパル（共同出版者・流通責任者）
〒162-8710 東京都新宿区東五軒町 6-24
TEL03-5261-1171
編　集　　伊藤英俊
デザイン　市川事務所
イラスト　板垣 麗／PIXTA
印刷・製本　シナノ書籍印刷株式会社

■お問合せについて
本書の内容について電話でのお問合せには応じられません。予めご了承ください。
ご質問などございましたら、往復はがきか切手を貼付した返信用封筒を同封のうえ、発行所までお送りくださいますようお願いいたします。

定価はカバーに表示しています。

ISBN978-4-8021-3504-7　C5077